Mathias Knuth

Zirkeltraining für die Stimme

Funktionale Übungen für mehr Kraft und Belastbarkeit

Band 1: ÜBUNGSHEFT SPRECHSTIMME

Stimmschulung und Behandlung von **funktionellen Dysphonien**

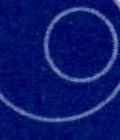

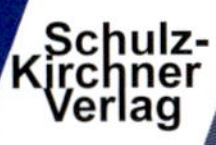

Bibliografische Information der Deutschen Nationalbibliothek
Die Deutsche Nationalbibliothek verzeichnet diese Publikation in der Deutschen Nationalbibliografie; detaillierte bibliografische Daten sind im Internet über http://dnb.d-nb.de abrufbar.

Besuchen Sie uns im Internet: www.schulz-kirchner.de

3., überarb. Auflage 2025
2., überarb. Auflage 2022
1. Auflage 2018
ISBN 978-3-8248-1229-5

Mollweg 2, D-65510 Idstein
Vertretungsberechtigte Geschäftsführer: Dr. Ullrich Schulz-Kirchner, Martina Schulz-Kirchner
Umschlagfotos: © Romolo Tavani – Fotolia, © vangert – Fotolia
Notengrafiken: Raimund Lintzen
Lektorat: Doris Zimmermann
Umschlagentwurf und Layout: Petra Jeck
Druck und Bindung: TZ-Verlag & Print GmbH, Bruchwiesenweg 19, 64380 Roßdorf
Printed in EU

Inhaltsverzeichnis

Einführung und Vorwort

Die Stimmbildungsmethode „Funktionale Stimmbildung" basiert auf fundierten physiologischen und anatomischen Kenntnissen. Ziel ist es, Blockaden aufzulösen und das volle Potenzial Ihrer Stimme zu entwickeln.

Die Übungen in diesem Heft sind so aufgebaut, dass sie einerseits die Stimmfunktionen optimieren und andererseits die Muskulatur kräftigen. Dabei stellt sich eine dauerhafte Veränderung, ähnlich wie bei einem sportlichen Training, erst durch oftmaliges Wiederholen der Übungen ein.

Trainiert werden unterschiedliche Abläufe und Zusammenhänge. Neben Durchlässigkeit und Entspannung des ganzen Körpers wird ein sensibles Einstellen des Luftdruckes geübt, um Lautstärke ohne Verspannungen zu erreichen. Ebenfalls wichtig ist das mühelose Steigen der Sprachmelodie in höhere Lagen, denn die Vortrags- bzw. Rufstimme liegt etwas höher als die normale Sprechstimmlage. Übungen für Resonanz und Stimmsitz stärken den Stimmklang und die Flexibilisierung von Zunge und Kiefer unterstützt eine deutlichere Artikulation.

Dieses Stimmtraining eignet sich sowohl als Therapiematerial in einer logopädischen Behandlung als auch als Material für den Einzel- oder Gruppenunterricht, um gesunde Stimmen zu kräftigen.

Bitte lassen Sie sich beim Erarbeiten des Programmes von geschulter Seite helfen. Da jede Stimme andere Schwerpunkte in der Förderung braucht, ist eine Individualisierung notwendig. Ohne Rückmeldung besteht die Gefahr, dass Sie Ihre Zeit umsonst investieren. Im schlimmsten Falle kann Ihre Stimme ernsthaft Schaden nehmen.

Sollte eine Dysphonie – also eine Störung der Sprechstimmfunktion – vorliegen, ist eine individuelle und medizinisch betreute Behandlung notwendig. Holen Sie sich in diesem Fall ärztlichen Rat.

Bitte beachten Sie bei allen Übungen eigenverantwortlich die eigenen Grenzen.

Viel Freude und Erfolg!

Mathias Knuth

Vorwort 2. Auflage

Das Übungsheft ist jetzt seit gut 4 Jahren auf dem Markt und findet einschließlich der von mir angebotenen einführenden Fortbildungen großen Zuspruch.

Es wird immer wieder rückgemeldet, dass das Übungsheft eine sehr große und direkte Hilfe bei der Behandlung funktioneller Stimmstörungen und der Schulung der Vortragsstimme ist. Darüber hinaus berichten mir Kolleginnen und Kollegen, wie sie das Heft auch bei anderen Behandlungen immer wieder effektiv und mit Freude einsetzen.

Die Erfahrungen dieser Zeit und viele Rückmeldungen konnte ich zur Weiterentwicklung und Präzisierung des Heftes in der vorliegenden zweiten Auflage verwenden.

Mathias Knuth

Vorwort 3. Auflage

Immer mehr Kolleginnen und Kollegen entdecken das Potenzial dieses Übungsheftes für eine systematische, effektive und nachhaltige Stimmtherapie. So entsteht diese neue, noch einmal durchgesehene Auflage.

Neben den deutschlandweit angebotenen Fortbildungen zu diesem Heft arbeite ich an weiteren Bänden zu den Thema „Organische Stimmstörungen" und „Singstimme".

Ich wünsche ein ertragreiches Arbeiten mit „Zirkeltraining für die Stimme".

Mathias Knuth

Voraussetzungen für die Entwicklung der Stimme

Um die Bewegungskompetenz im Bereich des Kehlkopfes zu entwickeln, muss an der Verbesserung der Atmung, an der Körperspannung sowie an der Aufrichtung und Durchlässigkeit gearbeitet werden. Atmung und Körper sollen lernen, die Stimmfunktion zu unterstützen.

Gelenke und Bewegungsmuskeln
Ohne Schulung und Einflussnahme besteht der Impuls, bei einer starken Aktivität in einem kleinen Bereich des Körpers, wie z. B. im Kehlkopfbereich, andere und eigentlich nicht beteiligte Muskelgruppen mit anzuspannen. Ziel der Körperarbeit ist hier also die Differenzierung: Die Übenden lernen einen aktiven Stimmgebrauch, während die Muskulatur des Bewegungsapparates in einem niedrigen Tonus verharrt, soweit er momentan zur Aufrichtung und Haltung des Körpers gebraucht wird.

Atmung und Stütze
Der Atemstrom ist so einzurichten und zu dosieren, dass die Stimmlippen optimal mit Luft versorgt werden, ohne dass sie sich gegen einen zu hohen Luftdruck verschließen müssen. Das dafür notwendige muskuläre Konzept nennt man auch „Stütze“ oder „inspiratorische Gegenspannung“. Es handelt sich um eine Dosierfunktion, die hilft, die Atemluft auch bei längeren Sprechphrasen einzuteilen und einen zu hohen Luftdruck zu verhindern.

Personale Anteile und äußere Bedingungen
Natürlich ist es auch wichtig, personale Faktoren zu berücksichtigen, die den Stimmgebrauch beeinflussen. Neben habituellen Gründen spielen Aspekte des Charakters, individuelle Ängste oder Traumata eine Rolle. Ebenfalls haben äußere Bedingungen wie Stress bzw. hohe berufliche Anforderungen einen großen Einfluss auf die Stimmgesundheit.

Gut für die Stimme sorgen – Stimmhygiene

Unter Stimmhygiene versteht man den Einfluss der Lebensgewohnheiten auf die Funktionalität und Gesundheit der Stimme. Ziel der Stimmhygiene ist es, Lebensgewohnheiten so zu verändern, dass Belastungen der Stimme vermieden werden.
Auf Folgendes sollten Sie achten:

- allgemeine Lebensgewohnheiten: ausreichend Schlaf, regelmäßige Mahlzeiten, genügend Bewegung, frische Luft und eine ausgeglichene Work-Life-Balance
- Ernährung: gesunde und ausgewogene Ernährung; maßvolles Essen und nicht zu späte Mahlzeiten
- ausreichendes Trinken: regelmäßige Flüssigkeitszufuhr – vorzugsweise Wasser ohne Kohlensäure; beim Sprechen trinken
- Raumklima: auf ausreichende Luftfeuchtigkeit achten
- Rauchen: aktives sowie passives Rauchen vermeiden!
- Aufwärmen: Körper und Stimme vor dem Stimmgebrauch z. B. mithilfe der Kurzprogramme aufwärmen
- Atmen: Zwerchfellatmung trainieren/eher mit dem Bauch atmen, weniger Brustkorb- bzw. Schlüsselbeinatmung einsetzen, wenig Luft nehmen, Luft passiv kommen lassen
- Stimmgebrauch: Überdruck und Verspannung vermeiden, nicht gegen Lärm anreden, sich Pausen gönnen, Schreien und Grölen unterlassen, nicht flüstern
- Sprechstimmlage: in einer der Situation angemessenen und zu Ihrer Person passenden Stimmlage sprechen. Die Tonlage beim Alltagsgespräch und beim Mikrofonsprechen sollte in einem entspannten tieferen Bereich liegen. Eine gesunde Stimme kann mühelos um diese Tonhöhe pendeln. Stellen sich bei der Vortrags- oder Rufstimme in höheren Lagen Belastungserscheinungen wie Heiserkeit und Räusperzwang ein, sollten Sie sich beraten und schulen lassen.
- Stimmtraining: dieses Heft regelmäßig durcharbeiten! Unterstützung bei ausgebildeten Stimmtrainerinnen bzw. Stimmtrainern holen

Zirkeltraining – Stimmbildungsstationen

Die einzelnen Stationen führen fokussiert in einzelne Stimmbildungsthemen ein. Sie müssen nicht der Reihe nach durchlaufen werden. Im besten Fall wird die Reihenfolge und Intensität von fachlicher Seite gestaltet.
Die Entwicklung einer Stimme hängt niemals nur von einem einzigen Thema ab, sondern wird immer von verschiedenen Aspekten beeinflusst. Darum sollten Einstieg, Ablauf und Thematik einer Stimmschulung immer wieder variiert werden.
Trotzdem ist die Abfolge der Übungen in diesem Heft sinnvoll und die allgemeine Vorgehensweise sowie der Aufbau einer Übungseinheit können sich daran orientieren.

Empfehlungen für das tägliche Üben
Wir beginnen mit Entspannen und Lockern. Danach widmen wir uns dem Atem, der die Grundlage eines effektiven Stimmgebrauches ist. Dann verbinden wir das günstige Atmen mit der Stimme. Die Stimmregister Kopf- und Bruststimme werden zunächst einzeln geübt und dann miteinander verbunden, sodass wir die Registermischung finden.
Nun widmen wir uns den über dem Kehlkopf liegenden Räumen und machen die Erfahrung, dass mehr Resonanz die Stimme lauter und voller erklingen lässt, während wir uns weniger bemühen. Dabei hilft auch, zu trainieren, mehr Luft fließen zu lassen, statt sie gegen die Stimmlippen zu drücken. Jetzt kann sich die Zunge aus ihrer Verstrickung mit dem Kehlkopf lösen und sich ganz der Artikulation widmen. Auch der Kiefer wird unabhängiger und lockerer, sodass noch mehr Resonanz im Gaumen und Nasenbereich entstehen kann. Ein geschlossenes Gaumensegel hilft zusätzlich den Stimmklang zu fokussieren, während der Sprecherformant wie das Salz in der Suppe den Stimmklang bereichert und die Stimme tragfähig macht.

Hinweis
Bei fast allen Übungen, die mit einem Vokal beginnen, steht ein <h> vor dem Vokal. Dieses <h> verhindert den Glottisschlag, also einen harten bzw. gepressten Einsatz. Es sollte sehr kurz, sanft und fast ohne „Hauchphase" ausgeführt werden.

Übungen mit dem Handy aufnehmen
Eine große Erleichterung für das häusliche Üben kann es sein, die Übungen mit dem eigenen Handy aufzunehmen. Dafür mit dem meist schon installiertem Diktiergerät oder der als „Sprachmemo" bezeichneten App die Übungen während der Behandlung aufnehmen.
Längere Dateien können dann z. B. im Auto angehört werden. Kürzere Aufnahmen mit jeweils einzelnen Übungen ermöglichen ein gezieltes Anwählen der entsprechenden Übungsthemen.

ERSTE STATION: Entspannungsübungen

Die folgenden Übungen sollen beruhigen und dabei helfen, einen Abstand zum Alltag zu gewinnen, um in der Lernsituation anzukommen. Eine leichte Stimme findet sich besser, wenn Sie mental entspannt sind.

1.1 Arme und Beine ablegen, Gewicht spüren; im Sitzen oder Liegen durchzuführen

Schließen Sie die Augen und konzentrieren Sie sich ganz auf Ihren Körper. Geben Sie das Gewicht ganz an den Boden oder an den Stuhl ab und spüren Sie, wie Ihre Muskulatur immer weicher und entspannter wird. Wandern Sie in Gedanken durch Ihren Körper. Bleiben Sie mit der Aufmerksamkeit eine Weile bei bzw. in den einzelnen Gelenken und spüren Sie, wie diese sich öffnen und größer, weiter oder auch lockerer werden. Wenn Sie kurz mit den Gedanken abschweifen, kommen Sie wieder zurück und setzen Ihre Reise durch den Körper fort. Nehmen Sie sich Zeit und genießen Sie die Entspannung!

1.2 Autogenes Training

Sie können in einer bequemen Sitz- oder Liegeposition üben. Sprechen Sie innerlich immer wieder die unten aufgeführten Sätze, während Sie Ihren Körper spüren.
Schließen Sie sanft die Augen und beginnen Sie damit, Ihre Atmung zu beobachten.

„Der Atem ist ruhig und gleichmäßig."

Dann:

„Ich bin ganz ruhig und entspannt."

„Ich fühle den rechten Arm – der rechte Arm wird schwerer und schwerer."

„Der rechte Arm wird wärmer und wärmer."

Auf die gleiche Weise mit dem linken Arm und den Beinen arbeiten.

1.3 Fantasiereise

Legen Sie sich auf den Boden und gönnen Sie sich eine Pause. Stellen Sie sich einen wunderschönen, sicheren und ruhigen Ort vor. Vielleicht eine Scheune auf einer Waldlichtung. Sie liegen im weichen Heu und dürfen einfach nur genießen. Malen Sie sich aus, wie draußen mild die Sonne scheint und die Schmetterlinge über die Wiese flattern. Die Luft duftet nach Sommer. Alle Spannung löst sich, jeder Muskel kann weicher werden und der Körper wird schwerer und schwerer. Bleiben Sie einfach eine Viertelstunde an diesem Ort und spüren Sie, wie diese Stimmung Sie ganz durchflutet.

1.4 Meditation

Schließen Sie die Augen und stellen Sie sich das angenehm warm brennende Licht einer Kerze vor. Konzentrieren Sie sich ganz auf das Bild. Wechseln Sie dabei zwischen einzelnen Elementen der Vorstellung, z. B. das Flackern oder Leuchten der Flamme, das vom Licht durchschienene Wachs, das Glühen am Ende des Dochtes, das geschmolzene Wachs oder die abgestrahlte Wärme. Wenn Sie mit den Gedanken abschweifen, kommen Sie einfach und gleichmütig zu Ihrem Bild der Kerze zurück.

ZWEITE STATION: Durchlässigkeit und Flexibilisierung

Ein lockerer und beweglicher Körper ermöglicht ein flexibles Reagieren der Stimm- und Kehlkopfmuskulatur. Die Aufnahmebereitschaft wird erhöht und Verspannungen bei der Phonation können wahrgenommen werden.

2.1 Beweglichkeit der Gelenke spüren

Stehen Sie bequem aufrecht und erkunden Sie mit weichen, kleinen Bewegungen die Beweglichkeit Ihrer Gelenke. Wandern Sie dabei von unten nach oben durch den Körper. Beginnen Sie mit den Fußgelenken, bewegen Sie dann sanft die Knie, die Hüftgelenke und das Becken. Kreisen Sie sanft mit der Wirbelsäule, den Schultern, den Armen, den Händen und dem Kopf. Werden Sie in verschiedenen Regionen des Körpers aktiv und genießen Sie die durch den Körper laufenden Wellen.

2.2 Variationen mit Gehen

Gehen Sie ein paar Schritte und achten Sie dabei auf den gesamten Körper. Bleiben Sie stehen und bewegen Sie spielerisch alle Gelenke. Beim abwechselnden Gehen und Stehen darauf achten, dass immer der ganze Körper durchlässig und beweglich bleibt. Versuchen Sie immer auf die gleiche Weise den ganzen Körper zu spüren.

Probieren Sie verschiedene Geh-Modi aus:

- Zeit haben/schlendern
- konzentriert sein/ein Ziel haben
- unsicher
- gebrechlich und alt
- glücklich
- verträumt
- entschieden

2.3 Variationen mit Stimme

Wenn Sie ein gutes Bewusstsein für Ihre Beweglichkeit gefunden haben, versuchen Sie diese beim Stimmeinsatz beizubehalten.
Beginnen Sie mit leisem Summen, brabbeln Sie in Baby-Sprache und rufen Sie später die Namen Ihrer Lieblingsschauspieler. Zählen Sie sehenswerte Städte auf oder tragen Sie einem imaginären Publikum vor, welche Urlaubsorte Sie schon besucht haben.
Spüren Sie dabei immer Ihren ganzen Körper und genießen Sie, dass dessen weiche Durchlässigkeit erhalten bleibt.
Gehen Sie in einem weichen, ruhigen Rhythmus. Lassen Sie immer wieder kurze und lange Töne auf unterschiedlichen Lauten und Tonhöhen erklingen. Bewegen Sie sich zum Klang Ihrer Stimme, die den Körper von den Fußsohlen bis zum Scheitel durchflutet.

2.4 Ganzkörperliche Lockerheit bei gleichzeitig aktiven Stimmmuskeln genießen

Lehnen Sie sich an eine Wand und stellen Sie sich vor, dass Sie entspannt auf einen Bus warten. Nehmen Sie wahr, wie jede Faser Ihres Körpers auf Durchlässigkeit und Ruhe umschaltet. Wenn Sie jetzt wieder Ihre Stimme einsetzen, bleibt diese Entspannung im Bewegungsapparat erhalten. Genießen Sie das Gefühl, sich nicht anstrengen zu müssen, obwohl der Stimmbereich sehr aktiv ist.
Tragen Sie Ihr Lieblingsgedicht vor oder rufen Sie immer wieder mit unterschiedlichem Ausdruck einen der folgenden Sätze:

Nichts ist nasser als das Wasser.
Rechts ist da, wo der Daumen links ist.
Sonne, Mond und Sterne, ich geh mit meiner Laterne.
Nachts ist es kälter als draußen.

DRITTE STATION: Atemübungen

Eine entspannte und mit der Tiefe des Körpers verbundene Atmung ist das Fundament einer gesunden, kräftigen Stimme.

3.1 Atemwahrnehmung – Ruheatmung

Legen Sie sich bequem auf eine Matte und beobachten Sie Ihre Atmung. Welche Regionen des Körpers sind an der Atmung beteiligt? Finden die Atembewegungen im Brustkorb, in den Schultern, im Bauchbereich oder im Rücken statt? Sind vielleicht auch die Flanken oder der Beckenboden beteiligt? Sind diese Bereiche vielleicht bei der Einatmung aktiver als bei der Ausatmung oder umgekehrt? Verändert sich Ihre Atmung, wenn Sie langsam zur Ruhe kommen?

3.2 Atemwahrnehmung – Phonationsatmung

Stellen Sie sich vor einen Spiegel und sprechen Sie einen Satz wie z. B.: „Auch ein blindes Huhn findet mal ein Korn!" oder „Wer andern eine Grube gräbt, fällt selbst hinein!" in unterschiedlichen Tonlagen und Lautstärken. Beobachten Sie, wie Sie sich auf das Sprechen vorbereiten. In welchen Regionen des Körpers nehmen Sie Atembewegungen wahr? Wie baut der Körper den leichten Überdruck für die Phonation auf?

3.3 Abspannen – Bauchatmung

3.3.1 Abspannen – Bauchatmung – Variation 1:

Legen Sie die Hände übereinander auf den unteren Bauch, sodass sich das Daumengrundgelenk auf dem Hosenbund befindet, und nehmen Sie wahr, wie sich mit einem leisen stimmlosen <s> die untere Bauchdecke etwas nach innen und oben bewegt. Die Bauchmuskeln können dabei beteiligt sein. Dann lassen Sie die Bauchdecke los, sie fällt zurück in die Ausgangsposition und die Luft strömt wie von selbst ein.

Jetzt beginnen Sie von vorne und rufen ein leises <hu> beim Einsinken des Bauches. Beim Lösen der Bauchdecke darf jetzt wieder die Luft reinfallen, d. h., sie wird passiv ergänzt. Die Übung lässt sich sehr gut vor dem Spiegel durchführen.

Zuerst können Sie mit verschiedenen stimmlosen und stimmhaften Konsonanten üben, z. B.: <s>, <sch>, <w>. Später arbeiten Sie mit Vokalen, z. B. <hu>, <hi>, <ha>, kurzen Sätzen und dann Texten.

3.3.2 Abspannen – Bauchatmung – Variation 2:

Setzen Sie sich aufrecht und relativ weit vorne auf einen Stuhl. Drücken Sie sich beim Ausatmen mit den Beinen nach hinten, als wollten Sie einen Stuhl zurückschieben. Dabei können Sie wieder Konsonanten und Vokale in unterschiedlichen Tonlagen einsetzen. Lassen Sie beim Lösen der Spannung in den Beinen die Luft passiv einfallen. Abschließend beginnen Sie von vorne.

3.4 Abspannen – Beckenrolle

Setzen Sie sich aufrecht und relativ weit vorne auf einen Stuhl. Die Lendenwirbelsäule ist gerade und aufgerichtet. Legen Sie die Hände auf die Kniescheiben. Die Arme sind gestreckt. Machen Sie jetzt mit dem Becken eine Kippbewegung vom Kreuzbein aus gedacht nach vorne. So bewegen Sie die aufgerichtete Lendenwirbelsäule nach vorne in die Hohlkreuz-Position. Dabei atmen Sie aus oder setzen die Stimme ein. Anschließend das Becken wieder zurück zur aufgerichteten Lendenwirbelsäule kippen. Die Luft wird dabei eingelassen und passiv ergänzt. Der Rücken bleibt immer aufrecht, die Bewegung findet nur in Becken und Lendenwirbelsäule statt.

Bewegen Sie sich dabei ruhig und gleichmäßig; aktiv führend nach vorne und kontrolliert lösend nach hinten.

3.5 Abspannen – Beckenkippe

3.5.1 Abspannen – Beckenkippe – Variation 1:

Rutschen Sie auf dem Stuhl zur Seite, sodass Sie nur noch mit einer Hälfte des Beckens auf dem Stuhl sitzen. Die andere Seite kann jetzt seitlich herunterkippen und ist tiefer als die Sitzfläche. Die seitliche Flanke auf der tiefen Seite wird jetzt weit auseinandergezogen. Beim Aufrichten – Hüfte seitlich heben – wird dieser Bereich verengt. Atmen Sie dabei z. B. auf einem weichen stimmlosen <s> aus oder setzen später die Stimme ein. Dann führen Sie das Becken wieder zurück in die tiefe Stellung und lassen gleichzeitig die Luft passiv einfließen. Der Oberkörper bleibt bei der gesamten Übung in der Mitte.

ACHTUNG → Bitte die Seiten öfters wechseln! Bei Problemen im Lendenwirbelbereich vorsichtig und eigenverantwortlich sein.

3.5.2 Abspannen – Beckenkippe – Variation 2:

Sie können die Übung auch durchführen, wenn Sie in der Mitte des Stuhles sitzen. Bewegen Sie dann die eine Seite des Beckens beim Ausatmen oder Stimmgebrauch nach oben und senken Sie sie beim Lufteinlassen wieder ab. Wechseln Sie danach direkt die Seite. Die Bewegung ist jetzt kleiner. Der Oberkörper bleibt in der Mitte, die Bewegung findet nur im Becken statt: Bitte nicht schunkeln oder schwanken!

Diese Stimmübungen können Sie mit den Atemübungen kombinieren:

- 3 x <hu> rufen
- 3 x <ss>, <www> oder <sch>
- 3 x Lippenflattern oder Zungen-R
- von 21 bis 35 zählen
- Wochentage rufen
- Städtenamen aufsagen
- Texte lesen – dabei nur durch Loslassen zu Luft kommen

<sch> mit stimmhaftem <sch> wie Journal → Lautschrift [3]

Das ästhetische Wiesel

Ein Wiesel
saß auf einem Kiesel
inmitten Bachgeriesel.
Wisst ihr weshalb?
Das Mondkalb
verriet es mir im Stillen:
Das raffinierte Tier
tat's um des Reimes willen.

Christian Morgenstern

Weitere Übungen für die Atmung

3.5.3 Abspannen – Beckenkippe – Variation 3:

Heben Sie eine Beckenseite und schieben Sie sie dann nach vorne, als ob am Knie gezogen würde. Atmen Sie dabei aus oder setzen Sie die Stimme ein. Verwenden Sie die beiden Bewegungsimpulse der Übung für zwei Ausatemimpulse, z. B. auf die unterschiedlichen Konsonanten <f – sch> oder die unterschiedlichen Vokale <hu – i>. Beim Zurückfallen in die Ausgangsposition Atem passiv ergänzen und die Seite wechseln.

3.6 Atmen in den Rücken

Lassen Sie die Arme im Stehen seitlich hängen. Rutschen Sie beim Einatmen mit den Händen am Oberschenkel nach unten und setzen Sie beim Aufrichten Stimme ein.

oder z. B. für längere Sätze:

Im Stehen: zum gegenüberliegenden Knie greifen, beim Aufrichten Arm über Kopf heben und Stimme einsetzen

3.7 Luftfluss unterstützen durch Gewichtsverlagerung

Nehmen Sie Schrittstellung ein; zu Beginn liegt das Körpergewicht in der Mitte, d. h. beide Füße sind gleich belastet. Bewegen Sie sich dann nach vorne und gehen Sie leicht in die Knie, dabei stimmloses <s> einsetzen, zurück zur Mitte bewegen und Luft passiv einlassen.

3.8 Dehnen des Brustkorbes durch Gewichtsverlagerung

Nehmen Sie erneut Schrittstellung ein; das Körpergewicht liegt in der Mitte, bewegen Sie sich dann nach hinten und strecken Sie den Körper leicht, setzen Sie dabei die Stimme ein und rufen ein leichtes <hu> oder <ho>, dann zurück zur Mitte bewegen und Luft einlassen.

3.9 Atemmuskulatur im Liegen trainieren

3.9.1 Einatemmuskulatur des Brustkorbes kräftigen:

Legen Sie sich auf den Rücken, atmen Sie kräftig durch die Nase in den Brustkorb ein, dabei Rippenbögen spreizen. Dann Spannung loslassen und die Luft langsam passiv entlassen.

3.9.2 Ausatemmuskulatur in den Flanken kräftigen:

Legen Sie sich auf den Bauch. Die Arme liegen seitlich, sodass die Hände neben dem Kopf aufliegen. Dann auf langem <sss> ausatmen und beobachten, wie sich die weichen Flanken verengen. Nach einer kurzen Pause Flankenmuskulatur loslassen und Luft passiv ergänzen.

3.10 Beckenboden trainieren

3.10.1 Beckenboden trainieren – auf Sitzbeinhöckern gehen/Schinkengang:

Setzen Sie sich auf einen Stuhl oder mit ausgestreckten Beinen auf den Boden. Laufen Sie dann mit den Sitzhöckern vor und zurück. Die Übung mobilisiert auch Iliosakralgelenke, Lendenwirbelsäule und Hüftgelenke. Führen Sie die Übung auch mit Stimme durch:
z. B. drei Schritte vorgehen mit an- und abschwellendem durchgehend verbundenem Vokal (legato).

ho-i-a	ha-i-o	hi-o-a
hä-e-i	hö-e-ä	usw.

Anschließend bei einem Schritt den Atem ergänzen bzw. abspannen. Dann wieder zurückgehen mit Stimme.

3.10.2 Beckenboden trainieren – Sitzbeinhöcker zusammenziehen:

Setzen Sie sich auf die Hände, die Handflächen zeigen nach oben. Ziehen Sie jetzt die Sitzbeinhöcker zusammen und lösen Sie sie wieder. Lassen Sie dabei den Kehlkopf offen und atmen Sie weiter. Der Gesäßmuskel bleibt locker. Massieren Sie zwischendurch zur Entspannung die Kiefermuskulatur, vor allem den M. masseter. Das löst auch den Beckenboden.

3.10.3 Beckenboden trainieren – Bauchdecke aktivieren:

Diese Übung ist im Sitzen oder im Liegen auf dem Rücken auszuführen: Drücken Sie einen Ball oder ein Kissen mit den Knien zusammen, atmen Sie dabei aus oder setzen Sie die Stimme ein. Die Bauchdecke sollte sich gleichzeitig nach innen ziehen. Dann Bauch und Beckenboden lösen und Luft einströmen lassen.

3.11 Inspiratorische Gegenspannung trainieren

3.11.1 Brustkorb bei der Phonation dehnen:

Legen Sie die Daumen auf die unteren Rippen und atmen Sie bewusst beim Spreizen des Brustkorbes mit einem stimmlosen <s> etwas Luft aus. Die Bauchdecke spannt sich automatisch an und geht nach innen. Dann Spannung lösen und Luft einfallen lassen. Genauso stimmhaft auf <hu>, <ho> und <ha>.

3.11.2 Unterdrucksystem bei der Phonation stärken – Zwerchfell tiefstellen:

Zuerst ein Knie bei der Einatmung impulshaft anheben; bei der Phonation auf <hu>, <ho> und <ha> langsam absenken. Danach das Knie bei der Phonation anheben und beim Luftergänzen absenken.

VIERTE STATION: Registertraining – Übungen für die Kopfstimme

Die Kopfstimme bringt in die Mischung der Register die Leichtigkeit und die Helligkeit ein. Sie ist ein wichtiges Element für die Einstellung der Tonhöhe besonders in gehobenen Stimmlagen.

4.1 Mit Vibranten die leichte Kopfstimme finden

4.1.1 Bei der Wiederholung höhere Lagen spielerisch erreichen:

5 x RRR   5 x flfl

fl = Lippenflattern; RRR = Zungen-R

4.1.2 Wechseln Sie in gehobener Lage von langem Zungen-R oder Lippenflattern auf Vokal:

3 x RRRuuu	3 x RRRäää	3 x flfliii
3 x RRRooo	3 x RRRaaa	3 x flfleee
3 x RRRiii	3 x flfluuu	3 x flfläää
3 x RRReee	3 x flflooo	3 x flflaaa

RRR = Zungen-R; fl = Lippenflattern

4.1.3 Langes Zungen-R in höherer Lage, dann in gleicher Tonhöhe weitersprechen:

RRRenate	RRRumpelstilzchen	RRRamona
RRRosine	RRRindenmulch	RRRichard
RRRonald	RRRiesenschlange	RRRoman
RRRübezahl	RRRiesterrente	RRRonja

RRR = Zungen-R

4.1.4 Langes Lippenflattern in höheren Tonlagen; dann Vokalkette in gleicher Lage anschließen:

3 x flflu – ü – i	3 x flflo – ö – ä	3 x flfli – e – ä
3 x flflü – i – ä	3 x flflö – ä – e	3 x flfle – e – ä

fl = Lippenflattern

4.2 Vokale in leichter Stimme rufen

4.2.1 Immer höhere Stimmlage erreichen; sehr hell, leicht und freundlich:

3 x hu	3 x hü
3 x ho	3 x hö

4.2.2 Leichte Stimmgebung beibehalten:

3 x hu – o – a	3 x hü – i – ä	3 x hu – jaja
3 x hu – ü – i	3 x hü – ö – ä	3 x hu – sieh mal da
3 x ho – ö – e	3 x hö – ä – a	3 x hu – wunderbar

4.2.3 Immer höhere Stimmlage erreichen; nur Männerstimmen sehr hell, leicht und freundlich:

3 x ha	3 x jaja	3 x ho
3 x hä	3 x Hallo	3 x hö

4.2.4 Leichte Stimmgebung beibehalten; nur Männerstimmen:

3 x ha – ä – e	3 x ho – ö – ä	3 x ha – sieh mal da
3 x ha – e – i	3 x hö – ä – e	3 x hu – wunderbar
3 x hä – e – i	3 x hö – e – i	3 x ha – alles klar

4.3 Inhalatorische Phonation

4.3.1 Produzieren Sie den ersten kurzen Ton beim Einatmen; dann erzeugen Sie mit gleicher Leichtigkeit den langen Ton beim normalen Ausatmen; leicht gehobene Stimmlage:

3 x hu – huuuuu	3 x ho – hooooo
3 x hü – hüüüüü	3 x hö – hööööö

4.3.2 Genauso, aber eher für Männerstimmen:

3 x ha – haaaaa	3 x hä – hääääää

4.3.3 Den ersten kurzen Ton beim Einatmen produzieren; dann mit gleicher Leichtigkeit die Worte beim normalen Ausatmen sprechen; leicht gehobene Stimmlage:

hu – unglaublich	hü – Überfliegerschule
hu – unglücklich	hü – Überlebenschance
hu – Umleitungsschildständer	hü – Übeltäterhaftanstalt
ho – Oberammergau	hö – Ökosystem
ho – Obstsalatschüssel	hö – Ökonomie
ho – Opernführerablagefläche	hö – Ölwechselwerkstatt

4.3.4 Genauso, aber eher für Männerstimmen:

ha – Angelika	hä – Engel	ho – Hosenträger
ha – Andreas	hä – Änne	ho – Homo sapiens
ha – Amerika	hä – Äffchen	ho – Homogenität
ha – Andorra	hä – ängstlich	ho – Hologramm

4.4 Wortreihen und Sätze für höhere Lagen

4.4.1 In gehobener Tonlage <hu> oder <ho> rufen; dann den Text in der erreichten Lage weitersprechen:

hu – Ute und Undine unterhielten Ursula unheimlich überflüssig

ho – Oben Obstkuchen Ofen Oma Odilie Ostern

hu – Uganda Ungarn Ukraine Uruguay Usbekistan

ho – Oben orakelte Opa ohnmächtig über den Orient

hu – Unheimlich unkte Ursula unter ungewissen Umständen

4.4.2 Mit heller und leichter Stimme in höherer Lage rufen:

Positive Ausrufe

Oh wie schön!	Wann geht es los?	Das war ja super!
Ja, das machen wir!	Wo geht es lang?	Ausgezeichnet!
Freude schenken!	Sehr schön!	Gut gemacht!
Danke schön!	Freundschaft!	Bravo!
Wie wundervoll!	Frohsinn!	Bravissimo!
Fröhlichkeit!	Wunderbar!	Prima!

4.4.3 Text für höhere Lagen; in gehobener Stimmlage rufen und dabei eine Zeitung in Streifen reißen:

Da kommt mir eben so ein Freund ...

Da kommt mir eben so ein Freund
mit einem großen Zwicker.
Ei, ruft er, Freundchen, wie mir scheint,
Sie werden immer dicker.

Ja, ja, man weiß oft selbst nicht wie,
so kommt man in die Jahre;
Pardon, mein Schatz, hier haben Sie
schon eins, zwei graue Haare! –

Hinaus, verdammter Kritikus,
sonst schmeiß ich dich in Scherben.
Du Schlingel willst mir den Genuss
der Gegenwart verderben!

Wilhelm Busch

FÜNFTE STATION: Registertraining – Übungen für die Bruststimme

Die Bruststimme bringt in die Mischung der Register die Fülle und die Lautstärke ein. Sie wirkt – vor allem in der Tiefe – aktiv bei der Tonhöheneinstellung mit.

5.1 Die Bruststimme finden und kräftigen

5.1.1 Tragen Sie die Laute mit tiefer grober Stimme vor:

3 x jaja — 3 x bo jaja — 3 x ey jaja

5.1.2 In tiefer Lage sprechen; dabei beim ersten Laut aufstampfen oder an zwei Gummibändern ziehen:

ha – Montag	hä – Mittwoch	bo – Freitag	ey – Sonntag
ha – Dienstag	hä – Donnerstag	bo – Samstag	ey – Montag

bo mit offenem <o>; ey überbrustet wie Fußballfans im Bahnhof.

5.2 Texte mit tiefer grober Stimme im „Brustton der Überzeugung“ vortragen

5.2.1 Unterstützen Sie mit kräftigem Vokal <a> die Bruststimme:

Barbara sass nah am Abhang

Barbara sass nah am Abhang,
Sprach gar sangbar – zaghaft langsam;
Mannhaft kam alsbald am Waldrand
Abraham a Sancta Clara!

...

Klagend sang der alte Barde,
dass der Waldesrand es hallte!

...

Alle waren arme Waller,
Rasten lange nah dem Walde.

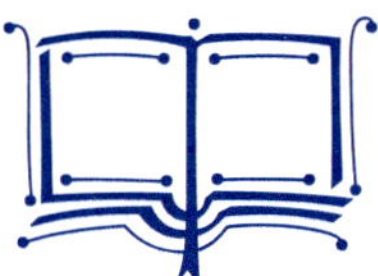

Julius Hey

5.2.2 Sprechen Sie die kurzen Sätze kraftvoll wie ein Polizist oder Zirkusdirektor:

Wo ist das Haus?

Wo ist das Haus?
Bist du nicht Klaus?
Das ist ja toll!
Ein Protokoll?
Ran an den Speck!

Du musst gleich weg.
Lass es jetzt sein!
Das ist nicht fein.
Wer höhnt roh?
Wer stört so?

Her mit dem Geld
Was kost' die Welt?
Hey, falsches Spiel
Das ist zu viel!

SECHSTE STATION: Registermischung – Kopf- und Bruststimme verbinden

Für eine leistungsfähige Stimmfunktion müssen sich die Register verbinden. Dann bringt die Kopfstimme die Leichtigkeit und die Bruststimme die Fülle in die Mischung ein.

6.1 Beide Register in einer Übung trainieren

6.1.1 Abwechselnd in tiefer und hoher Lage rufen:

3 x bo – hu   3 x ja – RR   3 x ey – juhuu

RRR = Zungen-R oder Lippenflattern; ey = bruststimmiger und grober, fast gegrölter Ton

6.1.2 Brust- und Kopfstimme abwechselnd ansprechen:

3 x bo – hu – bo – hu – bo – hu   3 x hu – bo – hu – bo – hu – bo

6.2 Stimme in einer Lage flexibilisieren und für die Registerkoordination vorbereiten

6.2.1 Schwelltöne → an- und abschwellen auf einer Tonhöhe bzw. in einer Tonlage:

3 x hu – i – a – i – u
leise *laut* *leise*

6.2.2 Schwelltöne → ab- und anschwellen auf einer Tonhöhe bzw. in einer Tonlage:

3 x ha – i – u – i – a
laut *leise* *laut*

6.3 Tonhöhen durchschleifen fördert die Registermischung

6.3.1 Aus der Tiefe nach oben schleifen:

3 x hu ---   3 x hi --- u
3 x ho ---   3 x ho --- u
3 x hi ---   3 x ha -- i -- u

6.3.2 Von oben nach unten schleifen:

3 x hu --- a   3 x hu --- i
3 x hu --- ä   3 x hu --- o
3 x hu -- o -- ä   3 x hu -- i -- a

6.3.3 Rauf und runter schleifen wie eine Sirene:

3 x hu ---   3 x hu --- a   3 x hi -- u -- i
3 x ho ---   3 x ho --- ä   3 x ha -- i -- a
3 x hi ---   3 x hi --- a   3 x ha -- i -- u -- i -- a

6.4 Registermischung durch Schwelltöne vorbereiten

6.4.1 Erst in der Tiefe die Leichtigkeit der Kopfstimme gewinnen, dann schleifen:

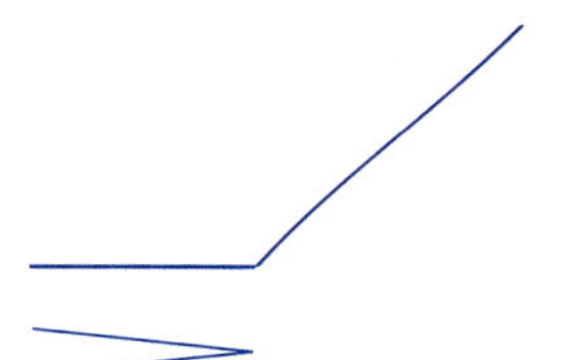

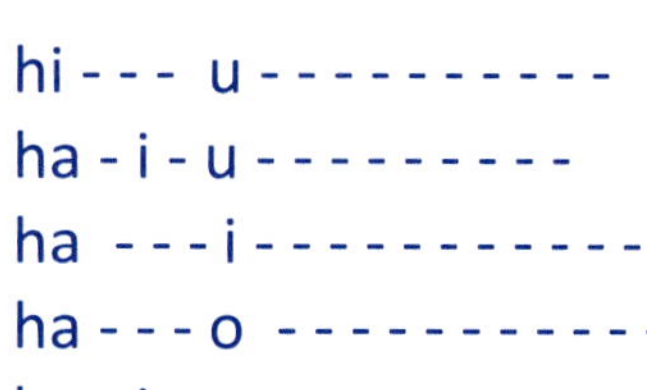

hi - - - u - - - - - - - - - -	hi - - - - u - - - - - - - - - - - - - - i - - - - - -
ha - i - u - - - - - - - - -	ha - - i - u - - - - - - - - - - - - - - i - - a - - -
ha - - - i - - - - - - - - - - -	ha - - - - i - - - - - - - - - - - - - - - i - - a - - -
ha - - - o - - - - - - - - - - -	ha - - - o - - - - - - - - - - - - - - o - - a - - -
ha - i - o - - - - - - - - -	ha - i - - o - - - - - - - - - - - - - - - -o - - i - - a

6.4.2 Mit gemischter Stimme rufen:

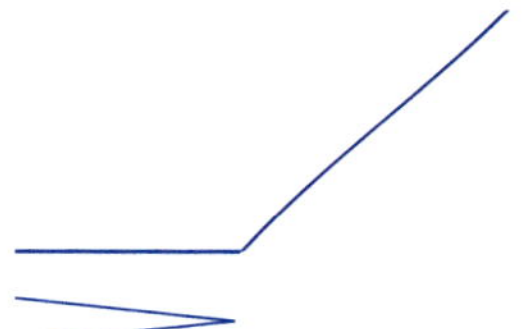

hi - -- - u - - - - - - - - Die Gedanken sind frei,
hi - - - - u - - - - - - - - wer kann sie erraten,
hi - - - - u - - - - - - - - Kein Mensch kann sie wissen,
hi - - - - u - - - - - - - - kein Jäger erschießen,
hi - - - - - - - - - - - - - sie fliehen vorbei
ha - - i - u - - - - - - - wie nächtliche Schatten.
hi - - - - - - - - - - - - - es bleibet dabei:
ha - - i - u - - - - - - - die Gedanken sind frei.

6.5 Tonhöhen sprechend durchlaufen

6.5.1 Sprechen Sie den Text in verschiedenen Tonlagen:

Die Feder

Ein Federchen flog durch das Land;
Ein Nilpferd schlummerte im Sand.

Die Feder sprach: „Ich will es wecken"
Sie liebte, andere zu necken.

Aufs Nilpferd setzte sich die Feder
Und streichelte sein dickes Leder.

Das Nilpferd öffnete den Rachen
Und musste ungeheuer lachen.

Joachim Ringelnatz

SIEBTE STATION: Artikulation der Vokale und Vokalausgleich

Obwohl wir die unterschiedlichen Einflüsse der Vokale weiterhin stimmbildnerisch nutzen, sollen diese auf Dauer verringert werden. Darum wird der Stimmklang in weiten Räumen bei kleiner werdenden Artikulationsbewegungen angeglichen. Die Artikulation bleibt trotzdem deutlich und die Verständlichkeit erhalten.
Außerdem gilt es, überflüssige oder sogar störende Aktivitäten wie z. B. die Breitspannung zu verringern.

7.1 Vokalwechsel helfen, die Vokale richtig zu artikulieren, Unterschiede anzugleichen und positive Eigenschaften zu übertragen

7.1.1 Innere Rundung des <ü> , <ö> oder <o> beibehalten:

3 x hü – i – ü
3 x hü – e – ü
3 x hü – ä – ü
3 x hü – a – ü

3 x hö – i – ö
3 x hö – e – ö
3 x hö – ä – ö
3 x hö – a – ö

3 x ho – i – o
3 x ho – e – o
3 x ho – ä – o
3 x ho – a – o

7.1.2 Leichtigkeit und Raum des <u> oder <ü> beibehalten:

3 x hu – i – u
3 x hu – e – u
3 x hu – ä – u
3 x hu – a – u

3 x hü – i – e
3 x hü – e – ä
3 x hü – ä – a
3 x hü – a – e

3 x hu – ö – ä
3 x hu – ü – e
3 x hu – ü – i
3 x hu – ä – a

3 x hu – ü – i – e – ä – a – o
3 x ho – ö – e – i – ü – ä – a
3 x hü – ö – ä – e – i – a

7.1.3 Gute Registermischung des <i> beibehalten:

3 x hi – u – i
3 x hi – e – i

3 x hi – a – i
3 x hi – ä – i

3 x hi – ö – i
3 x hi – ü – i

7.1.4 Volltönenden Klang des <a> beibehalten:

3 x ha – i – a
3 x ha – o – a

3 x ha – ä – a
3 x ha – e – a

3 x ha – ö – a
3 x ha – u – a

7.1.5 Vorne liegende Zunge von <i>, <e> und <ö> beibehalten:

hi – e – ä
he – i – ä
hö – e – ä

hi – ä – a
he – ä – a
hö – ä – a

hi – e – ä – a
he – i – ä – a
hö – e – ä – a

7.2 Vokalausgleich in die Sprechstimme übertragen

7.2.1 Vokale rufen und Eigenschaften auf Worte übertragen:

hu – Montag	hi – Donnerstag	hu – Sonntag
hu – Dienstag	ha – Freitag	hu – Montag
hi – Mittwoch	ha – Samstag	usw.

<hu> in hoher, <hi> in mittlerer und <ha> in tiefer Lage rufen

7.2.2 Finden Sie mit den unten stehenden Variationen heraus, welcher Vokal Ihrer Stimme am leichtesten fällt. Tragen Sie den Text wie ein Verkäufer auf dem Wochenmarkt vor. Üben Sie dann von diesem Vokal ausgehend den originalen Text:

Drei Giraffen mit dem Kontrabass
saßen auf der Straße und erzählten sich was.
Da kam die Polizei: „Ja was ist denn das?"
Drei Giraffen mit dem Kontrabass.

———

Volkslied

Meist hilft das <u> eine leichte Stimmgebung zu finden:

Dru Guruffen mut dum Kuntrubuss
sußun uuf dur Strußе und urzuhltun such wus.
Du kum du Puluzu: „Ju wus ust dunn dus?"
Dru Guruffen mut dum Kuntrubuss.

Beim <a> finden wir eine kräftige Stimmgebung, während die Zungenspitze die unteren Schneidezähne berührt:

Dra Garaffan mat dam Kantrabass
saßan aaf dar Straßa and arzahltan sach was.
Da kam da Palaza: „Ja was ast dann das?"
Dra Garaffan mat dam Kantrabass.

Das <o> hilft durch eine leicht übertriebene Rundung viel Raum im Mundraum zu finden:

Dro Goroffen mot dom Kontroboss
soßon oof dor Stroßo ond orzohlton soch wos.
Do kom do Polozo: „Jo wos ost donn dos?"
Dro Goroffen mot dom Kontroboss.

Das <e> zieht die Zunge weit nach vorne; bitte die Mundwinkel entspannt lassen:

Dre Gereffen met dem Kentrebess
seßen eef der Streße end erzehlten sech wes.
De kem de Peleze: „Je wes est denn des?"
Dre Gereffen met dem Kentrebess.

ACHTE STATION: Luftfluss statt Luftdruck

Fließende Luft regt die Stimmlippen zum Schwingen an und alle beteiligten Muskeln des Kehlkopfes sind dann weich und flexibel. Wird das Prinzip, die Luft fließen zu lassen, statt sie gegen die Stimmlippen zu pressen, dauerhaft verwirklicht, bleibt die Stimme leistungsfähig und belastbar.

8.1 Übungen für Luftfluss mithilfe von Reibelauten oder Vibranten

8.1.1 Übernehmen Sie beim langsamen Übergang vom Reibelaut zum Vokal die weiche Stimmgebung; auch andere Vokale einsetzen:

3 x sss	3 x sssuuuu	3 x sssoooo
3 x www	3 x wwwuuuu	3 x wwwiii
3 x sch	3 x schaaaa	3 x schöööö
3 x RRR	3 x RRRRoooooo	3 x RRRäääää
3 x flflfl	3 x flflfliiiiiiii	3 x flflfleeee

<s> = stimmhaft; fl = Lippenflattern; RRR = Zungen-R; <sch> = mit stimmhaftem <sch> wie Journal → Lautschrift [ʒ]

8.1.2 Vokale und Konsonanten mit Reibegeräusch:

3 x hu	3 x hu-j-hu-j-hu-j	3 x j – sch – j – sch
3 x hj	3 x sch-u-sch-u-sch-u	3 x j – sch – u – j – sch – u

<u> mit Reibegeräusch an den zusammengeführten Lippen; <j> mit Reibegeräusch an der Engstelle Zunge/Gaumen; <sch> mit stimmhaftem <sch> wie Journal → Lautschrift [ʒ]

8.1.3 Sehr weich und schwärmerisch sprechen:

3 x hu-j-jaja	3 x hu-j-alles-klar	3 x hu – j – Januar
3 x hu-j-sieh-mal-da	3 x hu-j-wunderbar	3 x hu – j – Februar

<u> mit Reibegeräusch an den zusammengeführten Lippen; <j> mit Reibegeräusch an der Engstelle Zunge/Gaumen

8.1.4 Mit langem WW, SSS, [ʒ] oder Zungen-R vor Vokal sprechen:

Wo lang	Sieh mal	Journal	Rom
Wohin	Susanne	Josephine	Rosenkrieg
Wie viel	Sofa	Jargon	Rubikon
Warum	Sabatina	Jalousie	Rebenschere
Weshalb	Simsalabim	Jennifer	Riesenrad
Wieso	Sebastian	Girokonto	rächen
Wofür	Sofia	Gendarm	Rabenvater

8.1.5 Luftfluss mit langen Reibelauten und langen Vokalen trainieren; erst einzelne, dann mehrere Wörter und schließlich ganze Sätze vortragen:

Wir Wiener Waschweiber würden weiße Wäsche
waschen, wenn wir Wiener Waschweiber wüssten,
wo weiches, warmes Wasser wär.

– traditionell –

Sieben sagenhafte Seelen suchten sich sonnende Salamander.
Susanne suchte sorglos Simones sinnlose Sachen.
Siebzehn super Siebenschläfer sahen süße Sahnetorten.

Romantische Rentner rodeln rüstig runter.
Riesige Riesenräder rosten und rumpeln.
Ronald Rübenacker rackerte rachsüchtig.

8.2 Bei der Phonation mit einem Schlauch oder dicken Strohhalm in Wasser pusten

8.2.1 Zwei Minuten das Wasser blubbern lassen, dabei „tönen“ und die Tonhöhe in Wellen schleifen lassen:

3 x mit langem <ä>, <u> oder <i>

3 x mit Vokalwechsel a-e-i-o-u-o-i-e-a

8.2.2 In einen Schlauch oder Strohhalm hineinsprechen, ohne dass man den Text verstehen muss:

Von einundzwanzig bis neunundvierzig zählen

Alle Städtenamen der Umgebung aufsagen

Alle Dinge im Blickfeld benennen: Ein Tisch und zwei Stühle und ein Bild ...

8.2.3 In einen Schlauch oder Strohhalm hineinsingen, ohne dass man den Text verstehen muss:

Bruder Jakob, Bruder Jakob
Schläfst du noch? Schläfst du noch?
Hörst du nicht die Glocken?
Hörst du nicht die Glocken?
Ding dang dong, ding dang dong

Mein Hut, der hat drei Ecken,
drei Ecken hat mein Hut,
und hätt' er nicht drei Ecken,
so wär' es nicht mein Hut.

8.2.4 Das Gedicht in einen Schlauch oder Strohhalm hineinsprechen, dabei zunächst in Wasser pusten, dann genauso ohne Wasser, dann genauso ohne Hilfsmittel:

Ein Pflasterstein, der war einmal

Ein Pflasterstein, der war einmal
Und wurde viel beschritten.
Er schrie: „Ich bin ein Mineral
Und muss mir ein für allemal
Dergleichen streng verbitten!“

Jedoch den Menschen fiel’s nicht ein,
Mit ihm sich zu befassen,
Denn Pflasterstein bleibt Pflasterstein
Und muss sich treten lassen.

Joachim Ringelnatz

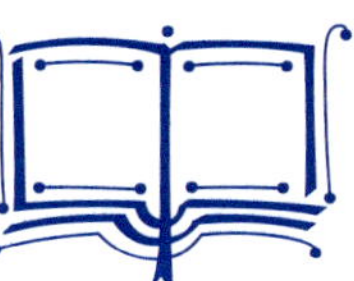

NEUNTE STATION: Randkantenverschiebung

Die auf den Stimmlippen gleitende Haut macht bei der Phonation eine eigene, sehr wichtige Bewegung, die Sie zulassen und fördern können. Der Klang wird dadurch obertonreicher und die Stimmproduktion müheloser.

9.1 Druck reduzieren und Bewegungskompetenz an den Stimmlippenrändern steigern

9.1.1 Mit Ventiltönchen anlauten; erst stimmlos, dann stimmhaft:

3 x a 3 x u 3 x i

3 x o 3 x e 3 x ä

9.2 Luftfluss erhöhen

9.2.1 Auf stimmhaften Lauten Fahrgeräusche nachmachen:

3 x sss 3 x sch 3 x www

3 x flflfl 3 mal RRR 3 x jjj

fl = Lippenflattern; RRR = Zungen-R; <sch> mit stimmhaftem <sch> wie Journal → Lautschrift [3]

9.2.2 Zarter und „überlüfteter“ bzw. behauchter Vokal <u> mit Reibegeräusch an den zusammengeführten Lippen; Tonumfang durchschleifen:

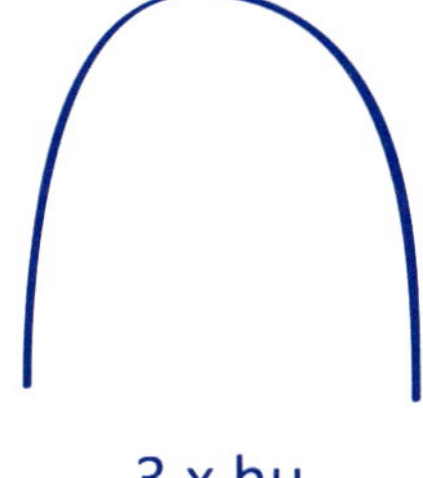

3 x hu

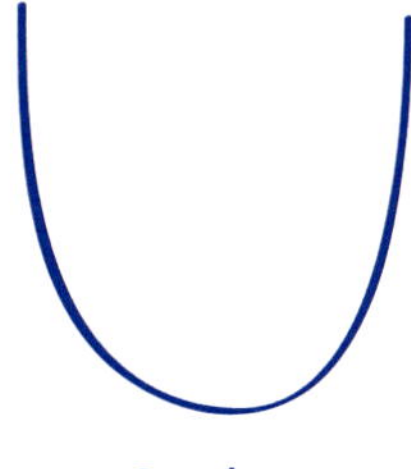

3 x hu

9.3 Mit Kauphonation Resonanzen entstehen lassen

9.3.1 Summen mit großer Kaubewegung; bei den Vokalen bleiben die Lippen zunächst geschlossen:

3 x mmmu 3 x mmmo 3 x mmmi 3 x mmmä

9.3.2 Summen und kauen mit Lippenflattern bzw. Zungen-R kombinieren:

3 x mmflflmmflflmmflfl 3 x mmRRmmRRmmRR

3 x flflmmflflmmflflmm 3 x RRmmRRmmRRmm

mm = Kauen und summen; fl = Lippenflattern; RRR = Zungen-R

9.3.3 Summen und kauen; dann Resonanzgeschehen auf Vokalkombinationen übertragen:

3 x mmm-o-a-o 3 x mmm-a-o-a 3 x mmm-ö – ä – ö

9.3.4 Summen und kauen; dann Resonanzgeschehen auf Wörter übertragen:

3 x mmm-jajajaja	3 x mmm-sieh-mal-da	3 x mmm-alles-klar
3 x mmm-mach-mir-Mut	3 x mmm-das-tut-gut	3 x mmm-rote-Glut

9.4 Randstimme trainieren

9.4.1 Vokale mit ganz leiser Stimme wie Sirene und Wellenbewegungen schleifen:

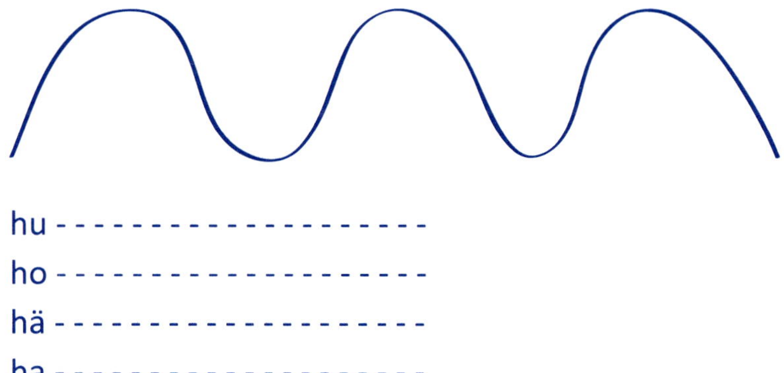

hu -
ho -
hä -
ha -

9.5 Feinmotorik auf Stimmlippenebene trainieren; Messa di voce

9.5.1 Schwelltöne; an- und abschwellen in einer Tonhöhe:

3 x hu – i – a – i – u
leise *laut* *leise*

9.6 Auf resonanzreichen Klang hören

9.6.1 Mit leichter Stimme in angenehmer Tonlage, Resonanzen in Nasenbereich wahrnehmen:

3 x ha-o-a 3 x ho-a-o

9.6.2 Dann obertonreichen Klang auf Wörter übertragen:

ha-o-a-Januar ha-o-a-Februar ha-o-a- usw.

9.7 Text mit sanfter schwärmerischer Stimme vortragen

9.7.1 Ertasten Sie beim Vortragen die weiche bewegliche Haut auf der Unterseite der Unterarme:

Am Brunnen vor dem Tore da steht ein Lindenbaum,
ich träumt in seinem Schatten so manchen süßen Traum.
Ich schnitt in seine Rinde so manches liebe Wort.
Es zog in Freud und Leide zu ihm mich immerfort,
zu ihm mich immerfort.

Ich mußt' auch heute wandern vorbei in tiefer Nacht,
da hab' ich noch im Dunkeln die Augen zugemacht.
Und seine Zweige rauschten, als riefen sie mir zu:
Komm her zu mir, Geselle, hier find'st du deine Ruh!

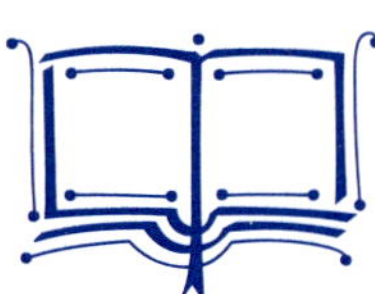

Wilhelm Müller

ZEHNTE STATION: Stimmschluss verbessern

Die Schwingung der Stimmlippen hat eine Phase, in der die Stimmlippenränder in der vollen Länge aneinanderliegen. Verbessert sich die Qualität dieses Stimmschlusses, so wird der Stimmklang klarer sowie lauter und die Phonation leichter.

10.1 Muskulatur vitalisieren, die die Stimmbänder zusammenführt

10.1.1 Sehr kurzer Ton, mit kurzen Impulsen von der Bauchdecke; nach jedem Stimmeinsatz abspannen:

8 x hu	8 x ha	8 x hü
8 x ho	8 x hä	8 x hö

10.1.2 Zwei kurze Töne, ein langer Ton; mit sehr impulshaftem Beginn; nach jedem Ton abspannen:

4 mal hu – hu – huuu	4 mal ho – ho – hooo	4 mal hö – hö – hööö

10.1.3 Zweimal kurzes <ha> in tiefer Lage; ein langes <hu> in hoher Lage; nach jedem Stimmeinsatz abspannen; auch mit Zusammenziehen der Spitzen von Daumen und kleinem Finger beim Stimmeinsatz:

4 x ha – ha	hu ---------

10.1.4 Impulshaft beginnen, dabei abwechselnd mit den Zeigefingern über die Mitte zur Seite zeigen:

12 x hu	12 x ha	12 x hü
12 x ho	12 x hä	12 x hö

10.2 Muskulatur vitalisieren, die das Flüsterdreieck schließt

10.2.1 Sehr impulshafte Töne; dabei im Stehen Fersen mit schneller Bewegung zusammenführen, beim Atemholen Fersen voneinander entfernen:

5 x hu	5 x ha	5 x hü
5 x ho	5 x hä	5 x hö

10.3 Ventiltönchen

10.3.1 Hinter der geschlossenen Stimmritze Luft leicht stauen und auf stimmlosen Vokal aufplatzen lassen:

3 x a	3 x o	3 x e
3 x ä	3 x u	3 x i

10.4 Stimmlippen durch Kopfbewegung zusammenführen

10.4.1 Kopf zur Seite drehen und bei maximaler Verdrehung mit der Stimme einsetzen, nach jedem Stimmeinsatz Kopf wieder nach vorne drehen und Luft dabei passiv ergänzen:

3 x hu	3 x ha	3 x hä
3 x ho	3 x he	3 x hi

10.4.2 Genauso mit leichtem Glottisschlag:

3 x u	3 x a	3 x ä
3 x o	3 x e	3 x i

10.5 Durch inhalatorische Phonation Luftdruck einstellen

10.5.1 Kurzer Ton beim Einatmen auf verschiedenen Vokalen; dann etwas längeren Ton beim Ausatmen:

3 x hu – huuu	3 x hä – häää	3 x he – heee
3 x ho – hooo	3 x hö – hööö	3 x hi – hiii
3 x ha – haaa	3 x hü – hüüü	

10.6 Das Unterdrucksystem stimulieren

10.6.1 Beim Sprechen an einem Gummiband ziehen; dann loslassen und Luft ergänzen:

einunddreißig	vierunddreißig	siebenunddreißig
zweiunddreißig	fünfunddreißig	achtunddreißig
dreiunddreißig	sechsunddreißig	neununddreißig …

10.6.2 Text aufsagen, dabei Arme in jeder Zeile von seitlich waagerecht über den Kopf führen, dann Arme senken und passiv Luft ergänzen:

Ein Männlein steht im Walde

Ein Männlein steht im Walde ganz still und stumm,
Es hat von lauter Purpur ein Mäntlein um.
Sagt, wer mag das Männlein sein,
Das da steht im Wald allein
Mit dem purpurroten Mäntelein?

Das Männlein steht im Walde auf einem Bein
Und hat auf seinem Haupte schwarz Käpplein klein,
Sagt, wer mag das Männlein sein,
Das da steht im Wald allein
Mit dem kleinen schwarzen Käppelein?

Das Männlein dort auf einem Bein
Mit seinem roten Mäntelein
Und seinem schwarzen Käppelein
Kann nur die Hagebutte sein.

August Heinrich Hoffmann von Fallersleben

10.7 Reibelaute und Vibranten schließen die Stimmlippen über Luftfluss

10.7.1 Das stimmhafte <s> mit viel Luftgeräusch an der Zungenspitze; beim <w> viel Luftgeräusch zwischen Zähnen und Lippe:

3 x ssss	3 x wwww

10.7.2 Dann beim Übergang zum Vokal den weichen Luftfluss beibehalten:

3 x ssssuuuu	3 x ssssaaaa	3 x wwwwoooo
3 x ssssiiii	3 x wwwwuuuu	3 x wwwwaaaa
3 x ssssoooo	3 x wwwwiiii	

10.7.3 Beim kräftigen Zungen-R werden die Stimmlippen zusätzlich massiert

3 x RRRR

10.7.4 Stimmschluss vom Zungen-R auf Vokale übertragen:

RRRRaaa	RRRRooo	RRRRiii
RRRRuuu	RRRRäää	RRRReee

10.7.5 Genauso mit langem Zungen-R:

Robert	Riesenrad	Brief
Rita	Rosenkohl	Brom
Richard	Grünkohl	Bravorufer
Romy	Grassamen	bremsen
Ruben	Brotdose	Brautstrauß
Ramona	brennen	Bringdienst
Radames	braten	Brummbär

10.7.6 Vielleicht gelingt das Lippenflattern besser:

flflaaa	flflooo	flfliii
flfluuu	flfläää	flfleee

fl = Lippenflattern

10.7.7 Luftfluss und Luftdruck über die Kombination von Reibelauten und Kauphonation regulieren:

3 x sssmmmsssmmm	3 x sssmmmsimsalabim
3 x wwwmmmwwwmmm	3 x wwwmmmwunderworte
3 x schschschmmmschschschmmm	3 x schschschmmmjokerjournal

<sch> mit stimmhaftem <sch> wie Journal → Lautschrift [3]

10.7.8 Ohne abzusetzen Worte anhängen bzw. überbinden:

flaaa—Alexander	fleee—Elisabeth	flööö—Ödön
flaaa—Andrea	fleee—Emil	flooo—Olivia
flaaa—Aaron	fliii—Ida	flooo—Odine
fläää—Ägidius	fliii—Irene	fluuu—Udo
fläää—Äneas	flüüü—Ümit	fluuu—Ursula

fl = Lippenflattern

10.8 Das Verengen des Kehlkopfeingangs bringt die Stimmlippen zueinander

10.8.1 Eine Ente nachmachen:

quaak – quaak – quaak

10.8.2 Eine Hexe nachmachen:

hähä hähä

10.8.3 Konzentrierten Klang auf Worte übertragen:

3 x hähä → jaja

3 x hähä → Ärmelkanal

3 x hähä → Indonesien

3 x hähä → Ägina hegte ihre Erinnerungen.

3 x hähä → Immer wieder ärgerten sich Irina und Ägidius im innersten Ägypten.

10.8.4 Konzentrierten Klang auf Sätze übertragen:

hähä → Nah dem Hage Tannen schwanken,
hähä → Alles strahlet Abendprangen;
hähä → Klagend sang der alte Barde,
hähä → Dass der Waldesrand es hallte!
hähä → Knaben kamen da gegangen,
hähä → Sangen Psalmen, Banner tragend –
hähä → Manchen prangt der Kranz am Arme.
hähä → Alle waren arme Waller,
hähä → Rasten lange nah dem Walde.

Julius Hey

ELFTE STATION: Übungen für die lockere und bewegliche Zunge

Vielleicht ist Ihnen ein gewisses Engegefühl im Rachen zur Gewohnheit geworden und Sie merken nur die daraus folgenden Einschränkungen, wie eine feste Stimmproduktion und verminderte Leistungsfähigkeit des Stimmorgans. Eine lockere und vom Kehlkopf unabhängige Zunge und Zungenwurzel kann die Stimmproduktion sehr befreien.

11.1 Zungengymnastik

11.1.1 Wandern Sie mit der Zunge durch den Mund:

- außen und innen an den Zähnen des Oberkiefers entlang
- außen und innen an den Zähnen des Unterkiefers entlang
- oben am harten Gaumen nach hinten rutschen
- Zunge weit herauslegen und versuchen das Kinn zu berühren
- Zunge weit herausstrecken und versuchen die Nasenspitze zu berühren
- Zunge weit herausstrecken und versuchen das rechte und das linke Ohr zu berühren

11.1.2 Pleuelübungen:

- Zungenspitze von innen an die unteren Schneidezähne legen. Dann den Zungenkörper vor- und zurückbewegen; auch mit lallender Stimme.
- Zungenspitze an der Oberlippe möglichst schnell vor- und zurückstreichen lassen; auch mit lallender Stimme.
- Zunge im Mundtrichter hin- und herbewegen; auch mit lallender Stimme.
- Zunge vor- und zurückbewegen, als würde man nach dem Zähneputzen den Mund mit Wasser ausspülen. Gleichzeitig durch die Nase atmen oder summen.

11.2 Zunge lockern durch Vokalkombinationen

11.2.1 Zunge durch die Artikulation bewegen lassen, der Kiefer hängt und bleibt immer gleich offen, die Zunge hält den Kontakt zu den unteren Schneidezähnen:

3 x hi-a-i-a-i-a-i-a	3 x hä-e-ä-e-ä-e-ä-e	3 x hu-ü-u-ü-u-ü-u-ü
3 x ha-i-a-i-a-i-a-i	3 x he-ä-e-ä-e-ä-e-ä	3 x hü-u-ü-u-ü-u-ü-u
3 x ho-ö-o-ö-o-ö-o-ö	3 x h-i-ä-i-ä-i-ä-i-ä	3 x hä-a-ä-a-ä-a-ä-a
3 x hö-u-ö-u-ö-u-ö-u	3 x hä-i-ä-i-ä-i-ä-i	3 x ha-ä-a-ä-a-ä-a

11.2.2 Lockerheit der Zunge beim Sprechen der Worte beibehalten; den Kiefer dabei hängen lassen; die Zunge zu Beginn auf die Unterlippe legen oder bei <a> 2 mm nach vorne schieben:

3 x hiaia – Ibbenbüren

3 x hiaia – Idar-Oberstein

3 x haiai – Am Anfang igelten sich die Igel ein.

3 x haiai – Aida und Irina antworteten auf iranisch.

3 x hiaia – Im Inland und im Ausland ankerten internationale Industrieschiffe.

3 x haiai – Anita und Inga saßen im Bötchen und aßen Aale im Industriebrötchen.

11.3 Zunge lockern durch <l> auf der Oberlippe

11.3.1 Decken Sie mit der sehr breiten Zunge außen die ganze Oberlippe ab, wenn Sie das <l> artikulieren; sprechen Sie das <l> übertrieben lang. Bei den Vokalen die Zunge kurz von der Lippe lösen:

3 x lillallillallillallill	3 x lallillallillallillall	3 x lellällellällellällell
3 x lällellällellällelläll	3 x lillellällallällalläll	3 x lallällellillallillall

11.3.2 Berühren Sie im ersten Durchgang beim <l> die Oberlippe; danach artikulieren Sie genauso locker an der gewohnten Stelle:

Ludwig lag lautlos listig lauernd lausbübisch lächelnd (l)im Löwenzahn.

Leonards langweiliger Lieblingslack (l)ist liebliches Lila.

Lang lockte Ludmilla lügend (l)ins lustige Landhaus.

Luise, Lotta (l)und Lothar langten lechzend los.

11.4 Zunge lockern durch weites Herauslegen

11.4.1 Legen Sie die Zunge weit heraus auf die Unterlippe und lassen Sie sie dort dick und breit liegen. Kontrollieren Sie die Zungenlage mit dem Spiegel. Den Kiefer hängen lassen. Die Artikulationsbewegung verlagert sich in den hinteren Teil der Zunge:

3 x hi-a-i-a-i-a	3 x hä-e-ä-e-ä-e	3 x hi-e-ä-e-i
3 x ha-i-a-i-a-i	3 x he-ä-e-ä-e-ä	3 x he-ä-a-ä-e
3 x he-a-e-a-e-a	3 x hi-ä-i-ä-i-ä	3 x hä-a-ä-a-ä
3 x ha-e-a-e-a-e	3 x hä-i-ä-i-ä-i	3 x ha-ä-a-ä-a

11.4.2 Lesen Sie jeden Satz, dann jeden Absatz dreimal: Während des ersten Durchganges die Zunge auf die Unterlippe legen, im zweiten auf die Zähne an die Lippe legen, im dritten Durchgang von innen an die unteren Schneidezähne legen:

Der Kuckuck und der Esel

Der Kuckuck und der Esel,
die hatten einen Streit:
wer wohl am besten sänge,
zur schönen Maienzeit.

Der Kuckuck sprach: „Das kann ich!"
und hub gleich an zu schrei´n.
„Ich aber kann es besser",
fiel gleich der Esel ein.

Das klang so schön und lieblich,
so schön von fern und nah.
Sie sangen alle beide:
„Kuckuck, Kuckuck, i - a!"

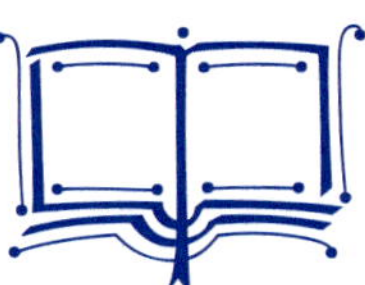

August Heinrich Hoffmann von Fallersleben

ZWÖLFTE STATION: Lockerheit, Öffnung und Unabhängigkeit des Kiefers

Wird der Mund nicht ausreichend geöffnet, kann die Stimme sich nicht entwickeln. Erst ein lockerer, leicht geöffneter Kiefer ermöglicht eine freie Artikulation und mehr Stimmklang.

12.1 Kiefer und Muskulatur lockern

12.1.1 Die Kaumuskeln massieren:

- Mit den Fingerspitzen die Schläfen und seitlichen Kopfflächen massieren
- Greifen Sie mit Daumen und Zeigefinger von außen in die Wange und massieren Sie den hinten senkrecht tief in der Wange verlaufenden Muskel.
- Greifen Sie mit Daumen und Zeigefinger mit Pinzettengriff in die Wange, so dass der Zeigefinger in die Mundhöhle fasst, und massieren Sie den hinten senkrecht verlaufenden Muskel.

12.1.2 Die Wangenmuskeln massieren:

- Öffnen Sie den Kiefer und streichen Sie die Wangen nach vorne unten aus.

12.1.3 Kiefer durch Bewegungen lockern, auch mit Summen:

- Schieben Sie den Kiefer wenig nach links und rechts.
- Machen Sie den Kiefer auf und zu.
- Bewegen Sie den Kiefer vor und zurück.
- Beißen Sie abwechselnd auf die Ober- und Unterlippe.

12.2 Mehr Kieferbewegung durch abgelegte Zunge

12.2.1 Legen Sie die Zunge breit auf die Unterlippe ab und lassen Sie sie dort, bewegen Sie beim Artikulieren viel den Kiefer:

3 x hi-a-i-a-i-a-i-a-i

3 x ha-i-a-i-a-i-a-i-a

3 x hä-e-ä-e-ä-e-ä

3 x he-ä-e-ä-e-ä-e

3 x hi-ä-i-ä-i-ä-i

3 x hä-i-ä-i-ä-i-ä

3 x hi-a-i-a – jajajajaja

3 x ha-i-a-i – jajajajaja

12.2.2 Legen Sie die Zunge auf die Unterlippe und bewegen Sie sehr den Kiefer. Genießen Sie die Lockerheit und behalten Sie diese beim Sprechen der Worte bei:

3 x heäeä – Emil

3 x hiaia – Anton

3 x heäeä – Egon

3 x hiaia – Anita

3 x heäeä – Elisabeth

3 x hiaia – Isabel

3 x heäeä – Emma

3 x hiaia – Ingo

12.2.3 Lesen Sie den Text mit großer Kieferbewegung, legen Sie dabei die Zunge auf die Zähne an die Lippe:

Immer wieder irritierte Irmgard im indonesischen In-Lokal.

In Aachen, in Ahlen, aber ebenfalls in Andernach impfen alle ihre Kinder.

Emil Engelhart ging Hering fangen.

Analphabet Alfred Eberhard bekam BAföG am Anfang einer banalen Affäre.

12.3 Kiefer passiv öffnen

12.3.1 Telefonhörerübung: Der Daumen liegt vorne auf dem Kinn und der kleine Finger steht bzw. die Faust liegt auf dem Brustbein. Bei „hi-a“ den Kopf für die Artikulation des <a> heben. Dabei öffnet sich der Kiefer durch die Bewegung im Atlasgelenk, die Zunge an den Zähnen lassen:

3 x hi-aaaaaaa 3 x hu-aaaaaaa

3 x hi-äääääää 3 x hu-ääääää

12.3.2 Telefonhörer-Übung: Der Daumen liegt am Kinn und der kleine Finger steht bzw. die Faust liegt auf dem Brustbein. Bei <a> bzw. <ä> heben Sie den Kopf:

3 x hi-a-i-a-i-a 3 x hu-a-u-a-u-a

3 x hi-ä-i-ä-i-ä 3 x hu-ä-u-ä-u-ä

12.3.3 Kinn-Gewicht-Übung: Die Hand greift an das Kinn. Bei <a> bzw. <ä> zieht das Gewicht der Hand den Kiefer nach unten. Dabei öffnet der Kiefer passiv und nicht durch Muskelaktivität, die Zunge an den Zähnen lassen:

3 x hi-aaaaaaa 3 x hu-aaaaaaa

3 x hi-äääääää 3 x hu-ääääää

12.3.4 Kinn-Gewicht-Übung: Die Hand greift an das Kinn. Bei <a> bzw. <ä> zieht das Gewicht der Hand den Kiefer nach unten. Dabei öffnet der Kiefer passiv und nicht durch eine Muskelaktivität:

3 x hi-a-i-a-i-a 3 x hu-a-u-a-u-a

3 x hi-ä-i-ä-i-ä 3 x hu-ä-u-ä-u-ä

12.4 Kiefer dauerhaft öffnen / Korkensprechen

12.4.1 Stecken Sie den Finger von außen in die Wange zwischen die Zähne und lesen Sie dann:

Odilia lotste die ordnungsliebende Oma in den Ofen.

Illegale E-Mails interessieren Anne und Irina.

Ehrgeizige Elefanten ernähren Egoisten mit Erdbeerkuchen.

Irina und Ina igelten sich immer im Industriegebiet ein.

Anna angelte in Afrika achtundachtzig aalglatte Aale.

12.4.2 Beißen Sie beim Vortrag sanft mit den Schneidezähnen auf das Daumengelenk oder halten Sie einen Korken vorsichtig zwischen den Zähnen:

Es streben der Seele Gebete
Den helfenden Engeln entgegen;
Entdecke des Herzens Wehe,
Wenn Schmerzen es brennend verzehren!

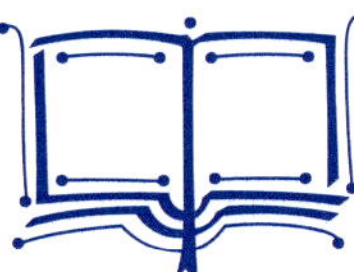

Julius Hey

DREIZEHNTE STATION:
Weite im Rachen, tiefer Kehlkopfstand, Klangfülle durch offene Räume

Die Gewohnheit, den Hals zu verengen, macht die Stimme leise und die Stimmproduktion angestrengt. Sie können lernen, mit weitem Rachen zu sprechen und den Kehlkopf etwas nach unten zu entlassen. Jetzt ist die Phonation leichter, die Stimme klingt voller und füllt mit sonorem Klang den Raum.

13.1 Tonus im Rachen senken

13.1.1 Ausstreichen der Wangen nach vorne, bilden Sie dabei Vokalketten:

ho-ö-ü-i-e-ä-a   he-ä-a-e-i-o-u   ha-e-i-e-ä-e-i

13.1.2 Ausstreichen der Wangen nach vorne, sprechen Sie dabei:

Emilia ebnete eben energisch den Weg zu ihrer ehrenhaften Eheschließung.

Irene und Ingrid irrten im idyllischen Irrgarten und ignorierten die Infektionsgefahr.

Bärbel und Änne ärgerten sich ähnlich über die Anhänger des Erzbischofs.

13.2 Innere Weite durch Kauphonation erfahren

13.2.1 Kauen und summen Sie auf langem <m> und nehmen Sie den weiten Raum in Mund und Rachen wahr:

3 x mmmmmmmmmmmmm

13.2.2 Kauen und summen Sie auf langem <m> und wandern Sie dabei mit der Zungenspitze durch den Mund. Nehmen Sie den weiten Raum in Mund und Rachen wahr:

3 x mmmmmmmmmmmmm

13.2.3 Kauen und summen Sie auf langem <m> und halten Sie beim Sprechen die Weite bei:

Mmmontag	Mmmost	Mmmagarine
Mmmofa	Mmmurmeltier	Mmmähdrescher
Mmmöbel	Mmmünchen	Mmmeerbusch
Mmmöhrensalat	Mmmühlhausen	Mmmiesepeter

13.3 Weiten des Rachens bei der Einatmung

13.3.1 Nach dem Rufen der Vokale staunend die Luft einlassen:

ho rufen → dann staunend Luft einlassen

hö rufen → dann staunend Luft einlassen

hu rufen → dann staunend Luft einlassen

hä rufen → dann staunend Luft einlassen

ha rufen → dann staunend Luft einlassen

he rufen → dann staunend Luft einlassen

hi rufen → dann staunend Luft einlassen

13.3.2 Nach dem Rufen der Vokale die Luft durch ein stark gerundetes <o> einlassen:

hi rufen → dann auf gerundetem <o> Luft einlassen

he rufen → dann auf gerundetem <o> Luft einlassen

ha rufen → dann auf gerundetem <o> Luft einlassen

hä rufen → dann auf gerundetem <o> Luft einlassen

hu rufen → dann auf gerundetem <o> Luft einlassen

hö rufen → dann auf gerundetem <o> Luft einlassen

ho rufen → dann auf gerundetem <o> Luft einlassen

13.4 Weite durch stark gerundetes <o>; anschließend Weite auf andere Vokale oder Text übertragen

13.4.1 Öffnen Sie beim zweiten Vokal den Kiefer und behalten Sie die innere Weite bei:

3 x ho – a
3 x ho – ä
3 x ho – ö

3 x hooo – aaa – ööö
3 x hooo – äää – ööö
3 x hooo – aaa – äää

hooo – ööö – äää
hooo – ööö – aaa
hooo – äää – aaa

13.4.2 Beim zweiten Vokal den Kiefer offen lassen und innere Weite beibehalten:

3 x ho – u
3 x ho – e
3 x ho – i
3 x ho – ü

3 x hooo – eee – iii
3 x hooo – eee – äää
3 x hooo – eee – aaa
3 x hooo – iii – üüü

3 x hooo – üüü – iii
3 x hooo – üüü – eee
3 x hooo – uuu – aaa
3 x hooo – uuu – äää

13.4.3 Lassen Sie beim Sprechen des Wortes den Kiefer hängen und behalten Sie die innere Weite bei; die Zungenspitze bleibt an den unteren Schneidezähnen; Worte mit <o>:

hooo – Oberlippe
hooo – ohnmächtig
hooo – Oberfläche
hooo – Oberammergau
hooo – Obstkuchen

hooo – Professor
hooo – positiv
hooo – rosarot
hooo – Sonate
hooo – Tomate

hooo – Mondkalb
hooo – monatlich
hooo – Notausgang
hooo – Losheim
hooo – Lobeshymne

13.4.4 Beim Sprechen des Wortes den Kiefer hängen lassen und innere Weite beibehalten; die Zungenspitze bleibt an den unteren Schneidezähnen; Worte mit unterschiedlichen Vokalen:

hooo – Isidor
hooo – Eselsbrücke
hooo – Ähnlichkeit
hooo – Affenliebe
hooo – Offenheit

hooo – Österreich
hooo – Überflieger
hooo – Übertreibung
hooo – Telefonleitung
hooo – Tigerbalsam

hooo – Paketbote
hooo – Privatsekretär
hooo – Januar
hooo – Februar
hooo – usw.

13.4.5 Rufen Sie vor jeder Zeile ein sehr stark gerundetes <o> und behalten Sie die innere Weite bei; Sprechetüde mit viel <o>:

hooo – O Sonne, thronst so wolkenlos!
hooo – Schon flog der Vogel hoch empor.
hooo – Wohl knospen Rosen schon, wo Moos
hooo – So kommt der holde Sommerflor.
hooo – O wonnevoll – ohn' Sorg', ohn Not,
hooo – Ob Sonne loht – ob Donner droht,
hooo – Dort oben hoch, wo Morgenrot
hooo – Gott loben fromm, schon vor dem Tod!

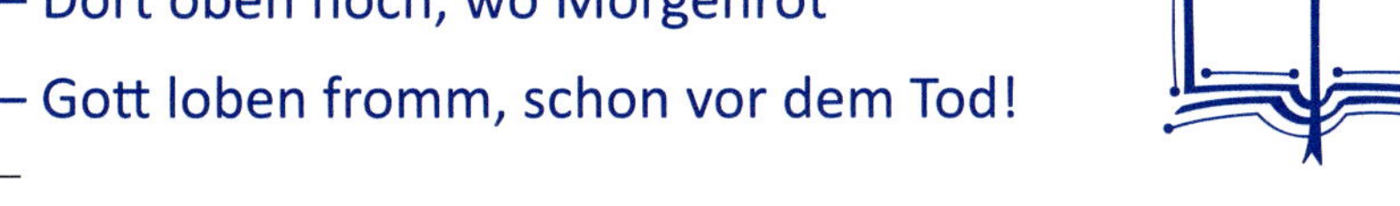

Julius Hey

13.5 Weite durch Gähnen

13.5.1 Deuten Sie ein Gähnen an und sprechen Sie die Worte mit leichter Gähnweite:

gähnen	schlafen	ausschlafen
Gähnübungen	Schlafanzug	Traumwandeln
Gähnweite	Schlafwagen	träumen

13.5.2 Beim Vortrag ganz leichte Gähnweite spüren:

Das Nasobêm

Auf seinen Nasen schreitet
einher das Nasobêm,
von seinem Kind begleitet.
Es steht noch nicht im Brehm.

Es steht noch nicht im Meyer.
Und auch im Brockhaus nicht.
Es trat aus meiner Leyer
zum ersten Mal ans Licht.

Auf seinen Nasen schreitet
(wie schon gesagt) seitdem,
von seinem Kind begleitet,
einher das Nasobêm.

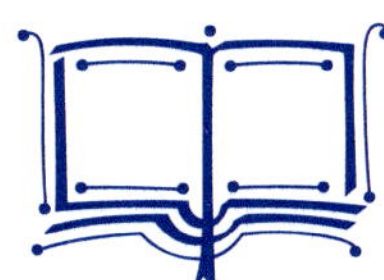

Christian Morgenstern

13.6 Weite durch Saugen

13.6.1 Saugen Sie mit gespitzten und verengten Lippen etwas Luft ein, sprechen Sie dann die Vokale mit der gewonnenen Weite in Mundhöhle und Rachen:

3 x saugen → ho	3 x saugen → ha
3 x saugen → hu	3 x saugen → hä
3 x saugen → hö	3 x saugen → he
3 x saugen → hü	3 x saugen → hi

13.6.2 Saugen Sie durch einen Strohhalm etwas Luft ein und behalten Sie die so gewonnene innere Weite beim Sprechen bei:

Sprichwörter

Aller Anfang ist schwer.
Ein Unglück kommt selten allein.
Gut Ding will Weile haben.
Harte Schale weicher Kern.
Höflichkeit ist eine Zier, doch weiter kommst du ohne ihr.
Ist der Ruf erst ruiniert, lebt es sich recht ungeniert.
Lehrers Kinder, Pfarrers Vieh, gedeihen selten oder nie.
Messer, Gabel, Schere, Licht sind für kleine Kinder nicht.
Unter Blinden ist der Einäugige König.
Willst du was gelten, dann mach dich selten.
Wer anderen eine Grube gräbt, fällt selbst hinein.

13.7 Klangvollere Stimme durch Imitation

13.7.1 Sprechen Sie den unten stehenden Text wie ein Zirkusdirektor, ein Räuberhauptmann, ein Polizist, ein Pfarrer, ein Verkäufer auf dem Marktplatz, ein Engel, ein Gespenst oder eine Hexe. Nehmen Sie wahr, wie Sie dabei einen volleren sowie resonanzreicheren Klang ein- und ausschalten können:

Die Ameisen

In Hamburg lebten zwei Ameisen,
Die wollten nach Australien reisen.
Bei Altona auf der Chaussee
Da taten ihnen die Beine weh,
Und da verzichteten sie weise
Dann auf den letzten Rest der Reise.
So will man oft und kann doch nicht
Und leistet dann recht gern Verzicht.

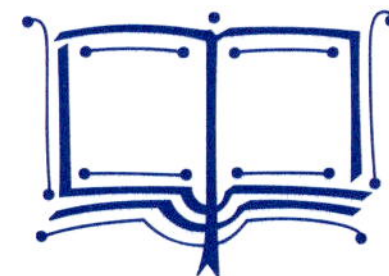

Joachim Ringelnatz

VIERZEHNTE STATION:
Klangvollere Stimme durch Zulassen und Wahrnehmen von Resonanz

Aktives Hören begünstigt feinste Abstimmungsvorgänge, die willentlich nicht zu steuern sind. Bei Konzentration auf die Resonanzen des Stimmklanges werden diese stärker und die Stimme klingt sonorer sowie lauter. Außerdem verbessert sich die Qualität der Stimmlippenschwingung im Kehlkopf.

14.1 Beim Vokalwechsel Resonanz wahrnehmen:

14.1.1 Vokale langsam fließend in einer Tonlage wechseln:

3 x ha-o-a
3 x ho-a-o
3 x ho-e-o
3 x hu-o-u
3 x ho-ä-o
3 x hä-o-ä
3 x hü-i-ü
3 x ho-i-o
3 x ho-ü-o
3 x hü-o-ü
3 x hä-ö-ä
3 x hö-ä-ö

14.2 Gleiche Übung vom gekauten <m> aus:

14.2.1 Gehen Sie vom gekauten <m> langsam auf Vokale über; Vokale langsam wechseln:

3 x Mmmmmmm—a-o-a
3 x Mmmmmmm—o-a-o
3 x Mmmmmmm—o-e-o
3 x Mmmmmmm—u-o-u
3 x Mmmmmmm—o-ä-o
3 x Mmmmmmm—ä-o-ä
3 x Mmmmmmm—ü-i-ü
3 x Mmmmmmm—o-i-o
3 x Mmmmmmm—o-ü-o
3 x Mmmmmmm—ü-o-ü
3 x Mmmmmmm—ä-ö-ä
3 x Mmmmmmm—ö-ä-ö

14.3 In die Sprechstimme übertragen:

14.3.1 Sprechen Sie nach dem Vokalwechsel einzelne Worte:

hoa – einundzwanzig
hoä – zweiundzwanzig
hoe – dreiundzwanzig
hoi – vierundzwanzig
hoü – fünfundzwanzig
hoö – sechsundzwanzig
häa – einunddreißig
häe – zweiunddreißig
häi – dreiunddreißig
häü – vierunddreißig
häö – fünfunddreißig
häo – sechsunddreißig

14.3.2 Fügen Sie wie in der vorherigen Übung vor jeder Zeile des Textes den Vokalwechsel ein, z. B.: hoao oder haoa:

Die wandelnde Glocke

Es war ein Kind, das wollte nie
Zur Kirche sich bequemen,
Und Sonntags fand es stets ein Wie,
Den Weg ins Feld zu nehmen.

Die Mutter sprach: „Die Glocke tönt,
Und so ist dir's befohlen,
Und hast du dich nicht hingewöhnt,
Sie kommt und wird dich holen."

Das Kind, es denkt: Die Glocke hängt
Da droben auf dem Stuhle.
Schon hat's den Weg ins Feld gelenkt,
Als lief' es aus der Schule.

Die Glocke, Glocke tönt nicht mehr,
Die Mutter hat gefackelt.
Doch welch ein Schrecken! Hinterher
Die Glocke kommt gewackelt.

Sie wackelt schnell, man glaubt es kaum;
Das arme Kind im Schrecken,
Es läuft, es kommt als wie im Traum:
Die Glocke wird es decken.

Doch nimmt es richtig seinen Husch,
Und mit gewandter Schnelle
Eilt es durch Anger, Feld und Busch
Zur Kirche, zur Kapelle.

Und jeden Sonn- und Feiertag
Gedenkt es an den Schaden,
Läßt durch den ersten Glockenschlag,
Nicht in Person sich laden.

Johann Wolfgang von Goethe

FÜNFZEHNTE STATION: Stimmsitz, Vordersitz und Nasenresonanz

Mit den folgenden Übungen stärken Sie das Mitschwingen der vorderen Räume, sodass die Stimme „weiter vorne sitzt". Der Klang wird dadurch prägnanter und die Stimme ist besser zu hören.

15.1 Stimmsitz und Kauphonation

15.1.1 Kauen Sie mit großer Kieferbewegung, dann dazu summen:

5 x mmm

15.1.2 Kauen und summen Sie; behalten Sie das Resonanzgefühl beim Wechsel auf den Vokal bei:

3 x mmooo	3 x mmjamjamjam	3 x mm-eee-äää
3 x mmuuu	3 x mmjajaja	3 x mm-eee-aaa
3 x mmiii	3 x mmomomom	3 x mm-ööö-eee
3 x mmeee	3 x mmlomlomlom	3 x mm-ööö-iii
3 x mmäää	3 x mmömömöm	3 x mm-ooo-äää
3 x mmaaa	3 x mmumumum	3 x mm-ooo-aaa

15.1.3 Kauen und summen Sie; behalten Sie das Resonanzgefühl beim Wechsel auf die Vokale bei:

3 x mmjomjomjom	3 x mmeueueu	3 x mmomömemimam
3 x mmjemjemjem	3 x mmuiuiui	3 x mmimemamomum

15.1.4 Tragen Sie die Wörter mit viel gekautem langem <m> vor, in verschieden Stimmlagen:

Mmöhre	Mmühle	Mmuhme	mmahnen
mminen	mmäkeln	mmurmeln	mmengen
Mmoni	Mmanfred	Mmelanie	Mmanuela
Mmargaretha	Mmeike	Mmaximilian	Mmichael

15.1.5 Lesen Sie zunächst mit geschlossenen Lippen bei großer Kieferbewegung:

Murmelnde Mädchen machen müde Männer munter.

Mahnende Muhmen mäkeln murmelnd mit Manuela.

Müde missgelaunte Miesepeter mimen mutige Monster.

15.2 Klinger <m> und <n> im Wechsel

15.2.1 Das <m> kauen und Resonanzgefühl beim Wechsel auf die Vokale beibehalten:

3 x mmnomnomnom ...
3 x mmnemnemnem ...
3 x mmnömnömnöm ...
3 x mmnimnimnim ...
3 x mmnämnämnäm ...
3 x mmnumnumnum ...
3 x mmneumneumneu ...
3 x mmnuimnuimnui ...

15.2.2 Resonanzgefühl spielerisch genießen:

mmnimmermehr
mmNachname
mmneunundneunzig
mmNibelungen
mmMännermann
mmnimmersatt
mmSimsalabim
mmSandmann
mmSensenmann
mmSupermann

15.2.3 Mit lang gezogenem und genießerischem <m> und <n>:

Wenn Männer den Mädchen mal Ständchen bringen
im Nachen mit neckischem Brummen, mit Singen –
Dann murmeln die Muhmen mit Nasenrümpfen
Empfindsam – und meinen, man müsse nun schimpfen! –

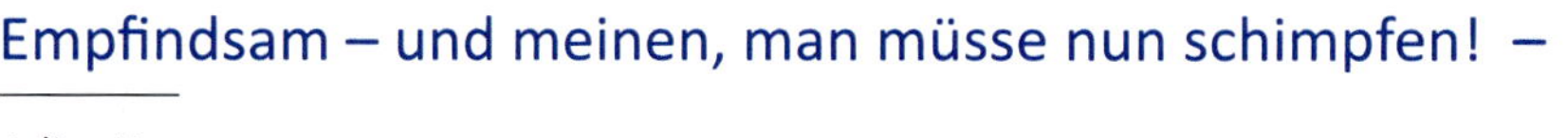

Julius Hey

15.3 Klinger <ng>

15.3.1 Lassen Sie bei <ng> mit etwas weiter geöffnetem Mund den Ton in Wellen schleifen:

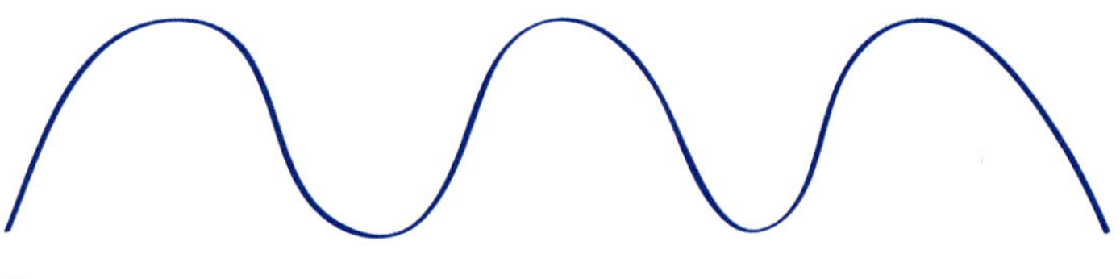

3 x ng ---------------------

15.3.2 Wechseln Sie von <ng> in einen Vokal:

3 x ng-o
3 x ng-ö
3 x ng-ä
3 x ng-a
3 x ng-e
3 x ng-i
3 x ng-ü
3 x ng-u

15.3.3 Lesen Sie genüsslich mit langem und weich artikuliertem <ng>:

Junge bange Bengel bringen pingeligen Engeln klingenden Klüngel.
Ängstlich singende Schlingel drängen beim klingenden Tango und Fandango.
Die lungernde quengelnde Menge bringt Mangos in den Dschungel.
Känguru, Languste und Schlange drängen dank Hunger und Mangel.

SECHZEHNTE STATION: Gaumensegeltraining

Ein offener Weg in die Nasenräume macht die Stimme leise und es entsteht der Klangeindruck des „offenen Näselns". Mit den folgenden Übungen zeigen Sie dem Gaumensegel, dass es sich vor allem bei den Vokalen an die Rachenrückwand anlegen kann.

16.1 Funktion des Gaumensegels erspüren und willentlich bewegen

16.1.1 Lernen Sie das Gaumensegel bewusst zu öffnen und zu schließen:

- Lassen Sie die Luft bei geschlossenem Mund aus der Nase strömen. Verschließen Sie dann den Luftweg hinten oben im Rachenraum mit dem Gaumensegel dort, wo man bei Schnupfen – was allgemein als unschicklich gilt – die Nase hochzieht. Die Luft sollte jetzt gegen das geschlossene Gaumensegel gedrückt werden. Der Luftdruck wird jetzt weiter aufrechterhalten, während immer wieder kleine Luftmengen durch die Nase abgegeben werden. Nach einigen Versuchen kann man das Gaumensegel willentlich schließen und dieses Gefühl bei den nächsten Übungen einsetzen.
- Schnarchen Sie kräftig beim Einatmen durch die Nase. Sie spüren, wie am Gaumensegel das Geräusch entsteht. Atmen Sie dann durch die Nase ein; unterbrechen Sie den Luftstrom mehrmals an der gleichen Stelle durch Verschließen des Gaumensegels.
- Pusten Sie die Wangen oder einen Luftballon auf und lassen Sie die Luft schrittweise durch die Nase ab.
- Stecken Sie einen Finger in den geöffneten Mund, ohne dass dieser Lippen oder Zunge berührt. Sprechen Sie dann ein <a> mit physiologischem Einsatz.
- Ziehen Sie mehrfach bei geschlossenem Mund durch Saugen mit den Einatemmuskeln die Wangen ein.

16.1.2 Verschließen des Gaumensegels bei der Artikulation wahrnehmen:

- Stauen Sie die Luft einige Male mit einem gehaltenen <p> oder <g> und spüren Sie, wie das Gaumensegel den Weg in die Nasenräume verschließt. Dann die Luft durch die Nase ablassen.
- Sprechen Sie ein <ng> und wechseln dann ab mit Wangen aufpusten. Dann wieder <ng> und so weiter!
- Erzeugen Sie ein Schnarchgeräusch beim Einatmen durch die Nase, bevor Sie ein akzentuiertes <po> sprechen. Dann genauso mit Schnarchgeräusch beim Ausatmen.
- Mit geschlossenem Mund <gagagagagaaa> und <kakakakakaaa> sagen.
- Blasen Sie die Luft abwechselnd durch die Nase und mit einem stimmlosen <f> durch den Mund.

16.2 Gaumensegel schließen durch stark gespannte Plosivlaute

16.2.1 Lassen Sie den Konsonant trocken und direkt platzen:

3 x p-puuu	3 x p-pooo	3 x p-piii
3 x p-peee	3 x p-päää	3 x p-paaa
3 x b-buuu	3 x b-booo	3 x b-biii
3 x b-beee	3 x b-bäää	3 x b-baaa
3 x t-tuuu	3 x t-tooo	3 x t-tiii
3 x t-teee	3 x t-täää	3 x t-taaa
3 x d-duuu	3 x d-dooo	3 x d-diii
3 x d-deee	3 x d-däää	3 x d-daaa

<p-p>, <b-b> usw. will ausdrücken, dass der Plosiv eine kurze Zeit gehalten bzw. gespannt wird

16.2.2 Sprechen Sie die Wörter stark akzentuiert; Plosivlaute trocken platzen lassen:

Paula	Doris	Tiger
Papa	Dolch	Tiefe
Pudding	Dachdecker	Teilhabe
Pute	Doofbacke	Kartoffelkiste
Pappkopf	Dorftrottel	Katasterbüro
Pustekuchen	Dickkopf	Katastrophe

16.2.3 Bitte sehr akzentuiert sprechen; Plosivlaute trocken platzen lassen:

Betet, danket, darbet, duldet!
Derb entrückt durch töricht Denken,
Tief enttäuscht, verderbt durch Tränen,
trinkend drehend tropft der Trost

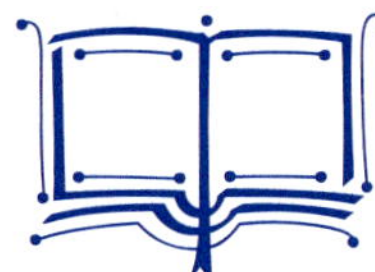

nach Julius Hey; bearbeitet von Mathias Knuth

16.3 Gegensätze von französischen nasalen zu deutschen nicht nasalen Lauten

16.3.1 Bitte sehr deutlich sprechen:

Bonjour – Bote, Bär, Bund, Bohne
jardin – Dienstag, Gardine, Dieter
Jargon – Gorgonzola, Gotthard, Großvater
en – Eva, Elefant, anhalten, ändern
maintenant – Manfred, Messe, Mama, Nanni, Name
vin – Weimar, Wanne, Walter, Wasser
chaqun – können, kommen, kosten, Kurt

16.4 Richtige und falsche Artikulation vergleichen

16.4.1 Sprechen Sie den Text zunächst extrem nasal; dann „normal" und deutlich:

Es war einmal ein Lattenzaun

Es war einmal ein Lattenzaun,
mit Zwischenraum, hindurchzuschaun.
Ein Architekt, der dieses sah,
stand eines Abends plötzlich da —
und nahm den Zwischenraum heraus
und baute draus ein großes Haus.

Der Zaun indessen stand ganz dumm,
mit Latten ohne was herum.
Ein Anblick gräßlich und gemein.
Drum zog ihn der Senat auch ein.
Der Architekt jedoch entfloh
nach Afri — od — Ameriko.

Christian Morgenstern

SIEBZEHNTE STATION: Einsatzformen üben

Der Sprecheinsatz kann zu hart und aufgedrückt oder zu weich und hauchig sein. Richtig ist ein lockeres, aber prägnantes Einschwingen der Stimme bei gutem Stimmschluss.

17.1 Vokale abwechselnd mit behauchtem, weichem und physiologischem Einsatz sprechen

17.1.1 Sprechen Sie mit leichter Stimme in verschiedenen Stimmlagen:

3 x ha – a	3 x hi – i	3 x hü – ü
3 x hä – ä	3 x ho – o	3 x hö – ö
3 x he – e	3 x hu – u	usw.

sehr kurzes <h>; Vokale mit leichtem Aufplatzen der Stimmlippe

17.1.2 Mit leichter Stimme in verschiedenen Stimmlagen:

3 x da – ha – a	3 x dü – hü – ü	3 x be – he – e
3 x dä – hä – ä	3 x dö – hö – ö	3 x bi – hi – i
3 x de – he – e	3 x ba – ha – a	3 x bü – hü – ü
3 x di – hi – i	3 x bä – hä – ä	3 x bö – hö –ö

<d> und <b> mit weichem Öffnen des Verschlusses; <h> sehr kurz ohne „Hauchphase“; Vokale mit leichtem Aufplatzen der Stimmlippe

17.2 Zusammengesetzte Wörter abwechselnd überbinden und mit physiologischem Einsatz trennen

17.2.1 Beim physiologischen Einsatz die Stimmlippen mit weichem Glottisschlag aufplatzen lassen:

Gutenabend – Guten Abend	Südengland – Süd England
Nebeneingang – Neben Eingang	Speiseöl – Speise Öl
Wassereimer – Wasser Eimer	Verkehrsampel – Verkehrs Ampel
Nebeninsel – Neben Insel	Winkeleisen – Winkel Eisen
OrangUtan – Orang Utan	Jungunternehmer – Jung Unternehmer

17.3 Abwechselnd mit gehauchtem, weichem und physiologischem Einsatz einsetzen

17.3.1 Sprechen Sie immer mit gleichem Aufwand:

Halle – alle	Schnecke – Ecke	bunter – unter
Pfaffe – Affe	Teeren – ehren	rüber – über
Wacker – Acker	Kerle – Erle	böse – Öse
kahl – Aal	Tigel – Igel	schnöde – öde
weilen – eilen	wohnen – Omen	besoffen – offen
heulen – Eulen	bohren – Ohren	locker – Ocker
Hast – Mast – Ast	Pfaffe – Waffe – Affe	teeren – Wehren – ehren

17.4 Physiologischer Einsatz mit vokalischem Anlaut

17.4.1 Mit leichtem Aufplatzen der Stimmlippen sprechen; gleicher vokalischer Anlaut:

Am Abend atmete Achim achtzig Atemzüge.

Äquator, Ägypten, Ärger, Ämter, ähnelt, ächzen, ändern, ängstlich, essen

Emil Eder ekelte Emilie Edelzwicker ebenso!

Ida informierte Ingrid interaktiv im Innenhof in Idstein.

Überfüllt, Überweisung, Überfahrt, überdrüssig

Öffnung, Öffentlichkeit, Ökumene, Ökostrom, Öse, ölen, Österreich

ohne, Ofen, Obstwasser, Ohr, Ohnmacht, Olive, Opa, Opernhaus, Orange

Umdrehung, Ultraschall, umformen, unbeachtet, Urlaub, Utensilien, Utopie

Ocker, Onkel, offen, Otto, oft, Offizier, Okzident, Opferlamm, Orchidee

17.4.2 Mit leichtem Aufplatzen der Stimmlippen sprechen; unterschiedlicher vokalischer Anlaut:

Oben in Amsterdam arbeitet eine Oma.

Eben übte Andreas unheimlich intensiv Orgel.

Annegret, Emil, Ingrid und Edgar erregten öffentliches Ärgernis.

Exotische Olivensträucher und Irisstauden ersetzen europäische Obstbäume.

Isländer und Italiener observieren ein ökumenisches Oktoberfest.

Ostereier ärgern Ozeandampfer auf optische Art.

17.4.3 Vokalische Anlautung mit leichtem Aufplatzen der Stimmlippen sprechen:

Ob er aber über Oberammergau

Heut kommt der Hans zu mir,
freut sich die Liesl.
Ob er aber über Oberammergau
oder aber über Unterammergau
oder aber überhaupt nicht kommt,
ist nicht gewiß.

Hans ißt den Schweizerkäs
mit dem Gebiß.
Ob er'n aber übern Oberkiefer kaut
oder aber übern Unterkiefer kaut
oder aber überhaupt nicht kaut,
ist nicht gewiß.

ACHTZEHNTE STATION: Gesangsübungen helfen die Sprechstimme zu trainieren

Bei der Stimmbildung mit Gesangsübungen macht der Kehlkopf wertvolle Erfahrungen. Viele stimmbildnerische Themen lassen sich sehr zielgerichtet bearbeiten und es ergeben sich neue didaktische Möglichkeiten, z. B. durch das Vorgeben bestimmter Tonhöhen.

Die Angaben zur Tonhöhe beziehen sich auf den ersten Ton der jeweiligen Übung. Die Zahlen geben dabei die Tonstufen der Tonart an. Die Tonhöhen sind für mittlere Stimmen eingerichtet.

18.1 Register zunächst getrennt stärken

18.1.1 Übung für das Brustregister:

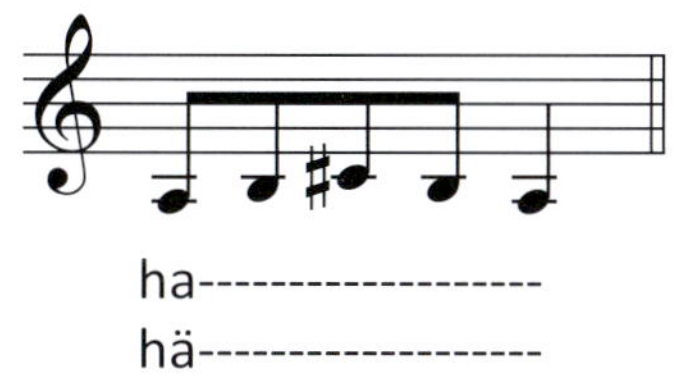

cis
f g a h c | d e f g a h c

- *laut*
- *tief*
- *Tonhöhen 1 = Frauen: von ca. g bis ca. h; Männer: von ca. A bis ca. H*

18.1.2 Übung für das Kopfregister:

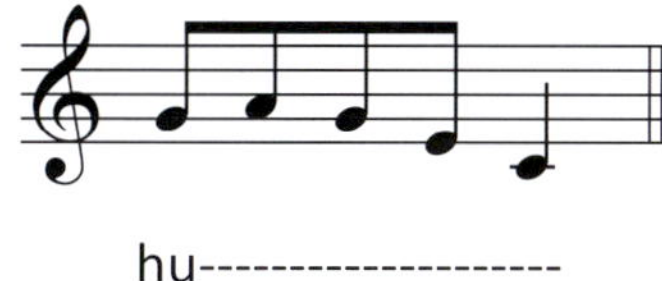

c d e f g a h c d e

- *mittellaut*
- *mit mittlerer Lage beginnen*
- *Tonhöhen 5 = Frauen: von ca. f1 bis ca. c2; Männer: von ca. g bis ca. c1*

18.1.3 Übung für das Kopfregister:

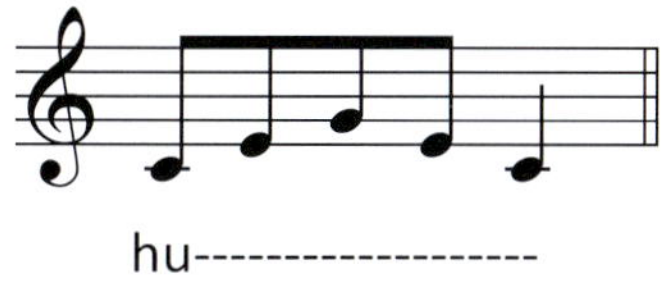

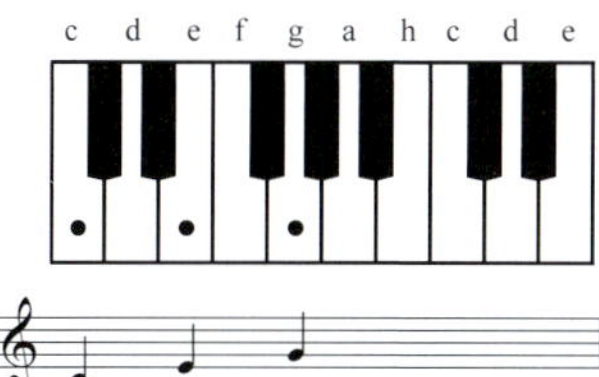

- *mittellaut*
- *über dem Passaggio beginnen*
- *Tonhöhen 1 = Frauen: von ca. c1 bis ca. a1; Männer: von ca. d bis ca. a*

18.1.4 Übung für das Kopfregister:

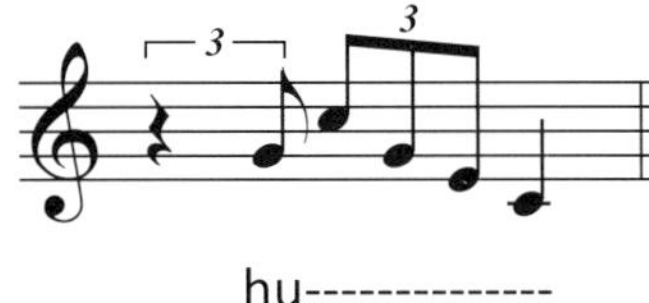

c d e f g a h c d e

hu-------------

- *mittellaut*
- *Tonhöhen 5 = Frauen: von ca. f1 bis ca. h1; Männer: von ca. f bis ca. a*

18.2 Register mischen

18.2.1 Beide Register abwechselnd in einer Übung:

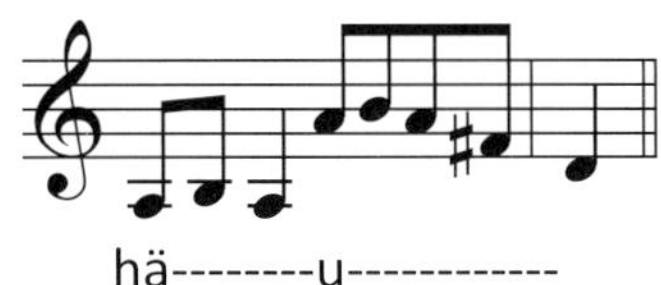

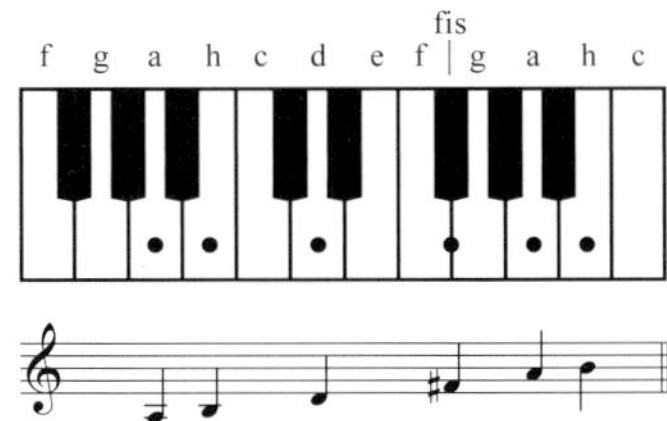

hä--------u------------

- *auch den oberen Ton leicht nehmen*
- *Tonhöhen 1 = Frauen: von ca. a bis ca. h; Männer: von ca. B bis ca. d*

18.2.2 ... oder:

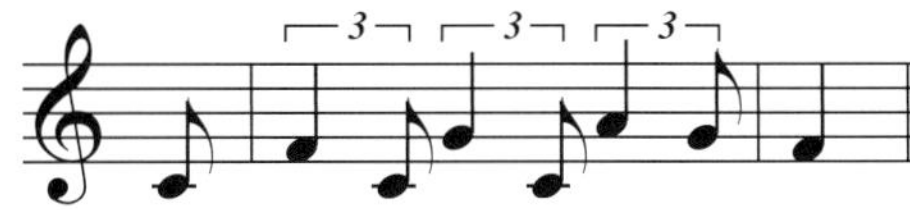

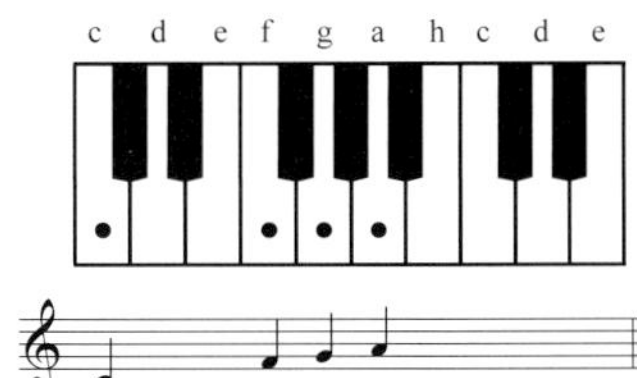

Ja-so ja-so ja-so-o-o
hi-u hi-u hi-u-u-u

- *alle Töne mit der gleichen Leichtigkeit singen*
- *Tonhöhen 1 = Frauen: von ca. a bis ca. d1; Männer: von ca. B bis ca. g*

18.2.3 Beide Register mit i und Glissando verbinden:

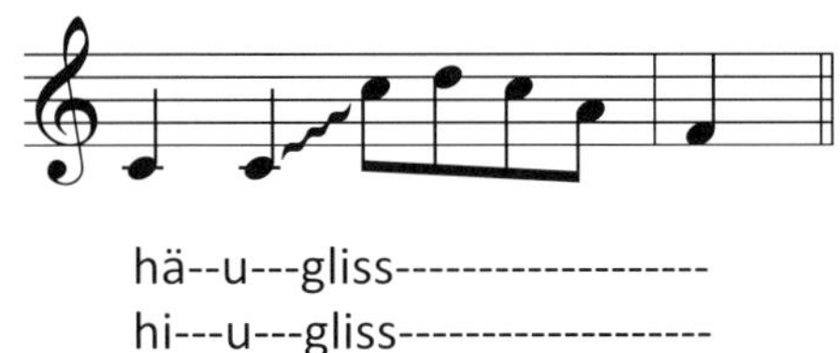

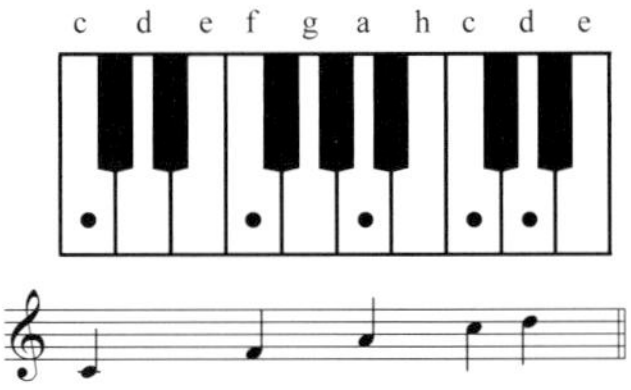

hä--u---gliss------------------
hi---u---gliss------------------

18.2.4 Glissando-Übungen eignen sich sehr, um die Register zu verschmelzen:

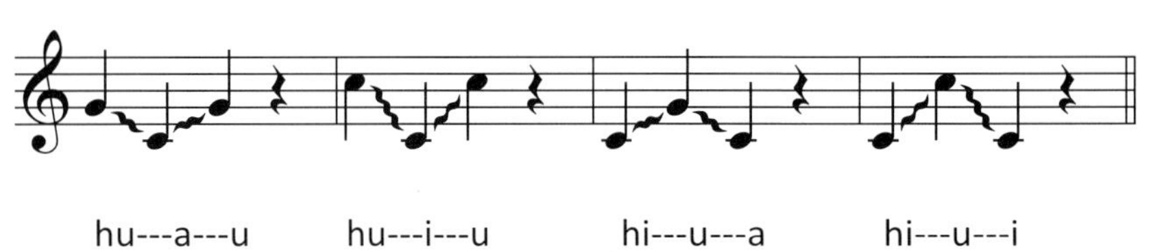

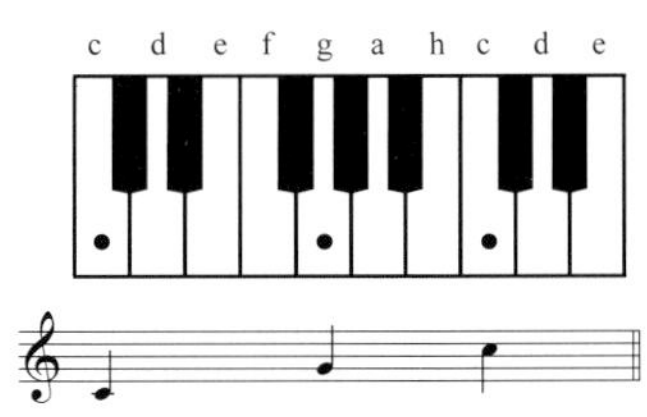

hu---a---u hu---i---u hi---u---a hi---u---i
ha---i---a ha---i---a

18.3 Auch der Vokalausgleich lässt sich mit Gesangsübungen sehr gut üben

18.3.1 Immer mit der gleichen Öffnung und Weite singen:

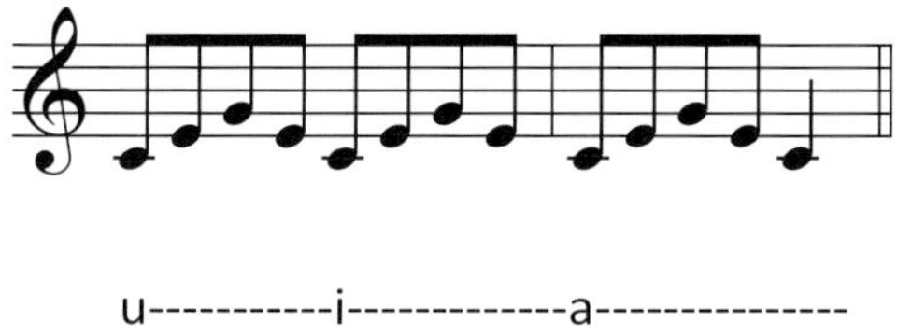

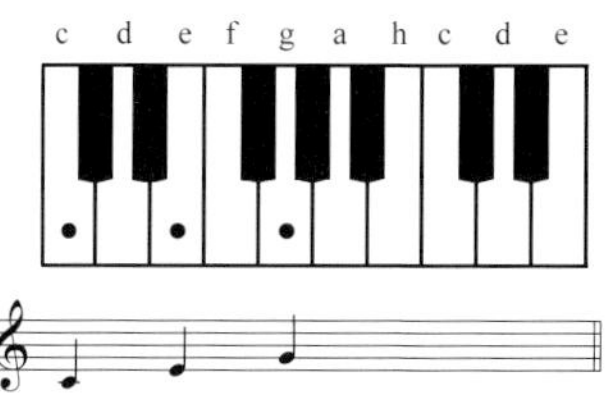

u-----------i-------------a--------------
Die Su-----die Si-------die Sa-------ge

- Tonhöhen 1 = Frauen: von ca. b bis ca. f1; Männer: von ca. B bis ca. f

18.3.2 ... oder für Fortgeschrittene:

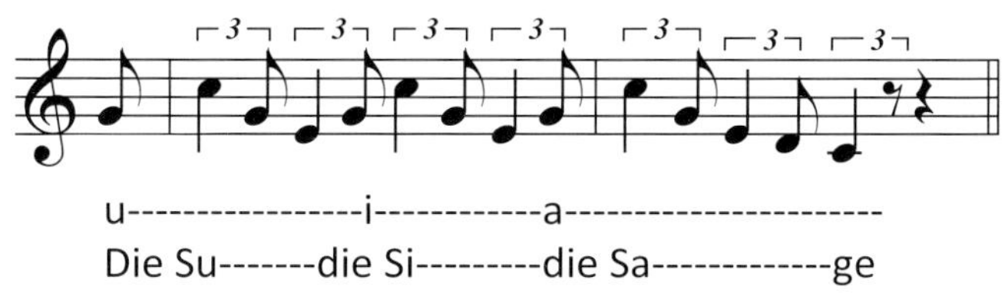

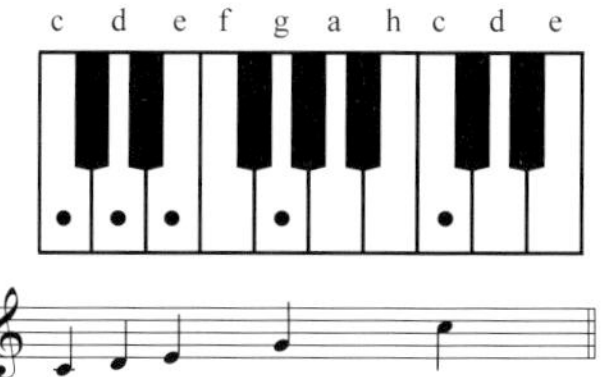

u-----------------i------------a----------------------
Die Su-------die Si---------die Sa-------------ge

- Tonhöhen 5 = Frauen: von ca. f1 bis ca. h1; Männer: von ca. f bis ca. a

18.3.3 Wir übertragen die günstige Registermischung auf den gesungenen Text:

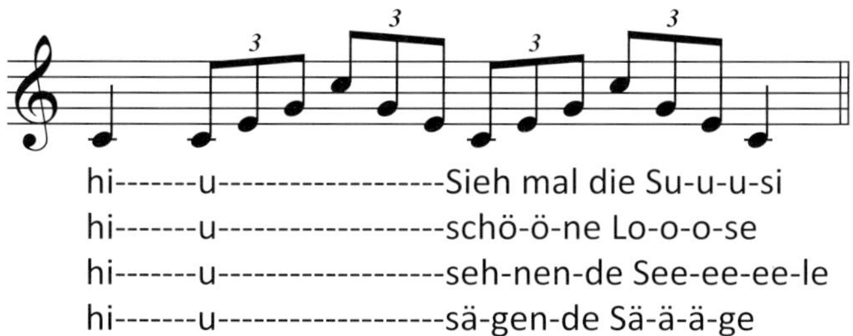

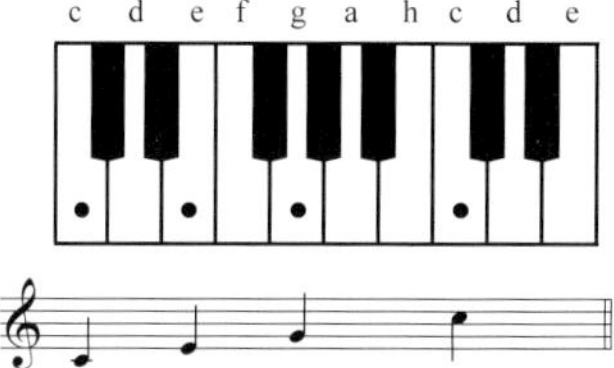

hi-------u-------------------Sieh mal die Su-u-u-si
hi-------u-------------------schö-ö-ne Lo-o-o-se
hi-------u-------------------seh-nen-de See-ee-ee-le
hi-------u-------------------sä-gen-de Sä-ä-ä-ge

18.4 So gelingt Ihnen der Transfer des besseren Stimmkonzeptes in die Sprechstimme

18.4.1 Rufen Sie in der gesungenen Tonlage:

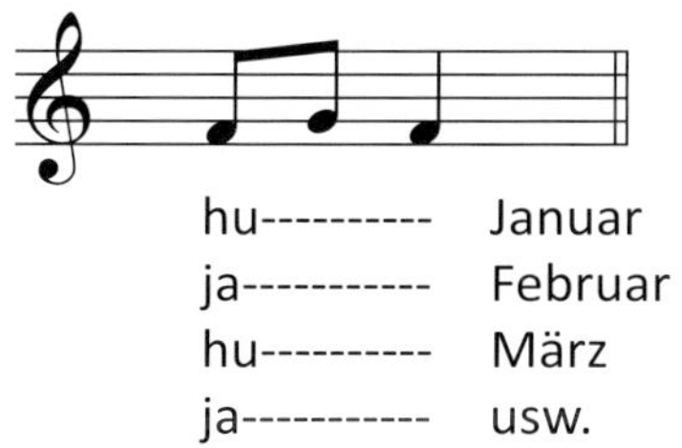

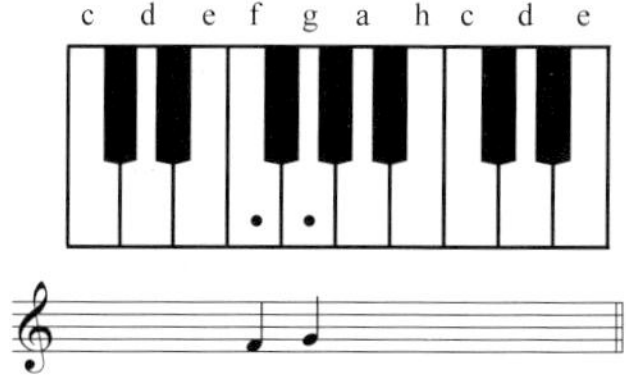

hu---------- Januar
ja----------- Februar
hu---------- März
ja----------- usw.

- Tonhöhen 1 = Frauen: von ca. b bis ca- f1; Männer: von ca. f bis ca. c1

18.4.2 Singen Sie eine ganze Übung und tragen Sie dann eine Zeile des Textes im gleichen Tonbereich vor. Beginnen Sie das erste Wort des Satzes in der Tonlage des letzten gesungenen Tones:

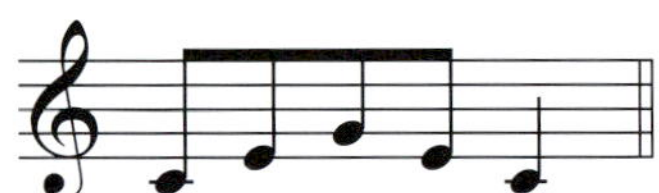

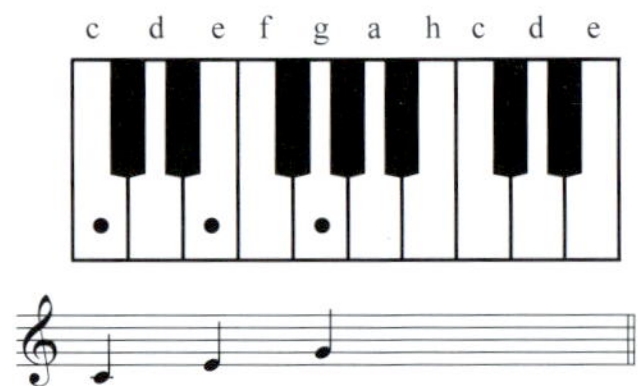

- Tonhöhen 1 = Frauen: von ca. a bis ca. c1; Männer: von ca. d bis ca. gis

hi – i – u – u – u.....Dunkel war's, der Mond schien helle,

hi – i – u – u – u.....Eis lag auf der grünen Flur,

hi – i – u – u – u.....als ein Wagen mit Blitzesschnelle

hi – i – u – u – u.....langsam um die Ecke fuhr.

hi – i – u – u – u.....Darin saß ein blonder Jüngling.

hi – i – u – u – u.....Dessen rabenschwarzes Haar,

hi – i – u – u – u.....von der Fülle seiner Jahre

hi – i – u – u – u.....schon ganz weiß geworden war.

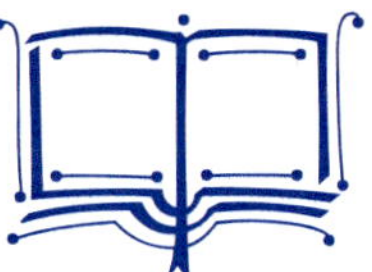

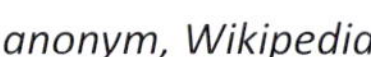

anonym, Wikipedia

18.4.3 Sprechen bzw. rufen Sie den Text in der von dem geschliffenen Gesangston erreichten Tonlage.

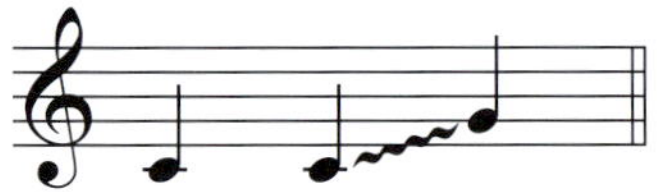

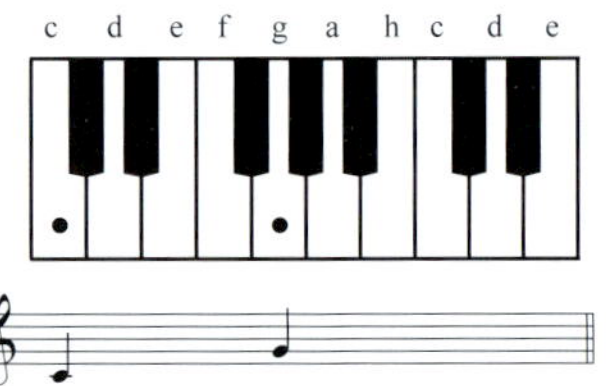

hi- -u gliss-u → Ute und Ursula überwanden mutig Ungeheuer.

hi- -u gliss-u → Olaf operierte Oma oft.

hi- -u gliss-u → Emil Engerling ehelichte Elisabeth in Engelskirchen.

hi- -u gliss-u → Ingrid und Irene investierten in Iserlohn.

hi- -u gliss-u → Edgar ärgerte Änne etwas.

hi- -u gliss-u → Am Abend aß Anastasia achtundzwanzig Ananas.

- Tonhöhen 1 = Frauen: von ca. g bis ca. c1; Männer: von ca. G bis ca. f

Zirkeltraining – Kurzprogramme

Wie bei der sportlichen Betätigung wird auch bei der Stimmbildung die Muskulatur erst durch vielmaliges Wiederholen der Übungen gekräftigt. Außerdem verändern sich Bewegungsabläufe bei der Stimmproduktion nur dann dauerhaft, wenn sie immer wieder geübt werden.

Die Kurzprogramme geben Ihnen Anregungen, wie ein tägliches Übungsprogramm zu einem bestimmten Thema zusammengestellt werden könnte, und fassen unterschiedliche Übungen sinnvoll zusammen.

Nach einer gewissen Zeit sollten Sie die Übungen variieren und verändern, damit das Programm spannend bleibt. Auch thematisch müssen immer wieder andere Schwerpunkte gesetzt werden, um die Entwicklung aus verschiedenen Richtungen voranzutreiben.

Grundsätzlich sind kurze Übungseinheiten von 5 bis 10 Minuten sinnvoll. Wer mehr trainieren möchte, kann Pausen einbauen oder mehrmals am Tag üben. Es empfiehlt sich, dabei immer wieder zwischen technischen Übungen und dem Training mit Vortragstexten zu wechseln.

Erste Kombination: Tägliches Warm-up-Programm

19.1 Atmung und Stimme

19.1.1 Verbinden Sie das Abspannen mit Stimme:

3 x Bauch reinheben mit Lippenflattern oder Zungen-R

3 x Bauch reinheben und <hu> rufen in gehobener Stimmlage

3 x Bauch reinheben und <ha> rufen in tiefer Stimmlage

3 x Bauch reinheben und sprechen bzw. rufen, z. B. Gerichte aufzählen:

Frikadellen	Pommes mit Majo	Sauerbraten
Nudelauflauf	Bratkartoffeln	Feldsalat
Spaghetti	Erbsensuppe	Chili con Carne
Kohlrouladen	Pizza Margherita	usw.

19.1.2 Lockern Sie das Becken und atmen Sie mit dem Becken:

Schinkengang, auf den Sitzhöckern vor- und zurücklaufen, dabei brabbelnd zählen

19.2 Register und Passaggio

19.2.1 Schleifen Sie von unten nach oben und zurück auf Vokalen:

hu---

hi--

ha---

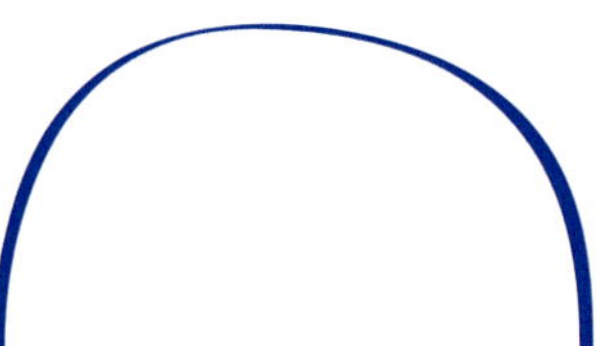

19.2.2 Schleifen Sie verschiedene Tonhöhen auf <hu>, <hi> oder <ha> von unten nach oben an und benennen Sie dann in der gleichen Lage mit leichter Stimme Dinge in Ihrem Gesichtsfeld:

hu – ein schwarzer Stuhl

hi – ein grüner Teppich

ha – ein schönes Bild

usw.

19.3 Zunge und Kiefer lockern

19.3.1 Sprechen Sie Wörter mit <l> und bilden Sie das <l> auf der Oberlippe:

langweiliges Lila	langer Lulatsch	lustiger Lausbub
lausiges Löten	lumpiger Löwe	lächerliche Lesung

19.3.2 Vokalwechsel in verschiedenen Tonhöhen ausführen, Kiefer offen lassen, Finger in Wange zwischen Zähne stecken und mit viel Zungenbewegung sprechen:

hiaiaiaiaiaiaia	häeäeäeäeäe
haiaiaiaiaiaiai	heäeäeäeäeä

19.3.3 Vokalwechsel in verschiedenen Tonhöhen, Zunge auf die Lippe legen und mit viel Kieferbewegung sprechen:

hiaiaiaiaiaiaia	häeäeäeäeäe
haiaiaiaiaiaiai	heäeäeäeäeä

19.3.4 Sprechen Sie dann mit großer Kieferbewegung oder einem von außen durch die Wange zwischen die Zähne gedrückten Finger:

Himalaya	Heimat	Homburg
Haifisch	Heiko	Hosenträger
Heike	Hannibal	Hausmeister
Hirse	Hannover	Hängebrücke

19.4 Weite, Stimmsitz und Resonanz

19.4.1 Rufen Sie ein stark gerundetes <ho> und sprechen Sie die Worte mit Weite; lassen Sie die Zungenspitze immer an den Zähnen:

ho – Opa	ho – Ida	ho – ähnlich
ho – Österreich	ho – Emil	ho – Aal

19.4.2 Kauen und Summen:

Mmmondlandung	Mmmamamia	Mmmascarpone
Mmminutensteak	Mmmamutmann	Mmminutenmenü

19.4.3 19.4.3 Nehmen Sie das Resonanzgeschehen im Bereich der inneren Nase war:

hüiü – Immanuel interessierte sich intensiv für Imke.

huiu – Hunde heißen Umberto, Idefix und Infinity.

hiai – Isabella und Ines gingen immer zur Impfung.

häiä – Immer wieder wickelte Iris euch um den Finger.

höäö – Österreich, Estland und Ungarn sind in der EU.

hoeo – Eugen äußerte sich äußerst europakritisch.

Zweite Kombination: Atemschulungsprogramm

20.1 Zwerchfellatmung; Verengung der Flanken bei der Ausatmung üben

20.1.1 Beckenrolle nach vorne und Luft abgeben; Becken zurückführen und Luft passiv ergänzen:

3 x ffff	3 x sssss	3 x ho
3 x www	3 x hu	3 x hi

<s> erst stimmlos, dann stimmhaft

20.1.2 Beckenrolle in Bauchlage: Heben Sie die Hüfte beim Ausatmen oder Tönen Richtung Decke an. Der Rücken bleibt unbewegt. Beim Ablegen der Hüfte Luft passiv ergänzen:

3 x wwwo	3 x sssu	3 x schscho
3 x wwwi	3 x ssse	3 x schschi

<s> erst stimmlos, dann stimmhaft; <sch> mit stimmhaftem <sch> wie Dschungel → Lautschrift [ʒ]

20.1.3 Beckenrolle im Sitzen oder in Bauchlage; Fragewörter mit langem fließenden <w>:

wwwarum	wwweshalb	wwwo lang
wwwie viel	wwwofür	wwwieso

20.1.4 Beckenkippe seitlich; zuerst halb auf dem Stuhl, dann in der Mitte:

3 x hu schleifend wie ein Gespenst rufen

Monate aufzählen; dabei mit sehr langen Vokalen rufen

20.2 Zwerchfellatmung; Abspannen der Bauchdecke mit Stimme verbinden

20.2.1 Lassen Sie mit den Händen auf dem Bauch die Bauchdecke einsinken; beim Lösen fällt die Luft passiv ein:

3 x hu	3 x ha	3 x RRR
3 x hi	3 x ho	3 x flflfl

fl = Lippenflattern; RRR = Zungen-R

20.2.2 Führen Sie jetzt die gleiche Übung ohne Hände aus, sagen Sie dabei die Ländernamen auf:

Deutschland	Polen	Amerika
Holland	Italien	Senegal
Spanien	England	usw.

20.2.3 Lesen Sie einen Zeitungsartikel. Lassen Sie dabei bewusst die Luft durch das Abspannen der Bauchdecke einfallen.

20.3 Dehnung des Brustkorbes/inspiratorische Gegenspannung beim Stimmeinsatz üben

20.3.1 Im Stehen beim Einatmen den Rücken runden bzw. einen kleinen Buckel machen und mit den Händen an der Hosennaht herunter rutschen; beim Stimmeinsatz aufrichten:

Baden-Württemberg
Bayern
Berlin
Brandenburg
Bremen
Hamburg
Hessen
Mecklenburg-
Vorpommern
Niedersachsen
Nordrhein-Westfalen
Rheinland-Pfalz
Saarland
Sachsen
Sachsen-Anhalt
Schleswig-Holstein
Thüringen

20.3.2 Heben Sie die Arme bei jedem Satz von seitlich ausgestreckt nach oben über den Kopf, beim Senken der Arme Luft einlassen:

Der Stein

Ein kleines Steinchen rollte munter
Von einem hohen Berg herunter.
Und als es durch den Schnee so rollte,
Ward es viel größer als es wollte.
Da sprach der Stein mit stolzer Miene:
'Jetzt bin ich eine Schneelawine' .

Er riß im Rollen noch ein Haus
Und sieben große Bäume aus.
Dann rollte er ins Meer hinein,
Und dort versank der kleine Stein.

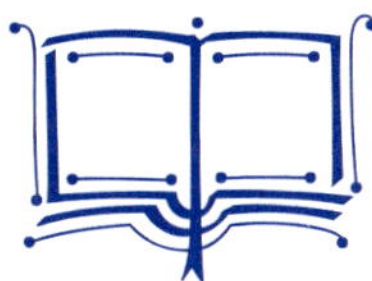

Joachim Ringelnatz

20.4 Kehlkopf senken und Stimmlippe vitalisieren durch gehobenes Knie

20.4.1 Im Stehen beim Einatmen auf stark gerundetem <o> ein Knie auf Brustkorbebene anheben. Beim Sprechen des Satzes das Knie langsam absenken:

Nichts ist nasser als das Wasser.

Hier ist keiner der heißt Rainer.

Rot ist´s schon, blüht der Mohn.

Unter betörenden Föhren, hör ich das Wachsen der Möhren.

Bei diesen Reimen muss jeder weinen.

20.4.2 Im Stechschritt gehen und bei jedem Schritt ein Knie auf Brustkorbebene anheben. Dabei ein stark gerundetes <ho> rufen und mit der gewonnenen Weite mit der Rufstimme zählen. Der Stimmeinsatz erfolgt jetzt beim Heben des Beines; dann beim Zählen das Bein oben halten. Danach das Bein absenken und Luft passiv ergänzen:

ho – einundzwanzig
ho – zweiundzwanzig
ho – usw.

Dritte Kombination: Schonendes Aufwärm- und Erkältungsprogramm

21.1 Luftfluss, Randstimme und Randkantenverschiebung trainieren

21.1.1 Erst mit großer Kieferbewegung kauen; dann leise summen:

mmmmmmmm

21.1.2 Kauen und summen; dann mit leichter Stimme weitersprechen:

Mmmomentmal	Mmmonaco
Mmmangomarmelade	Mmmyanmar
Mmmiesmuschel	Mmmadagaskar
Mmmünchen	Mmmarokko
Mmmikronesien	Mmmoldawien

21.1.3 Mit einem dicken Strohhalm oder Schlauch in Wasser pusten; dabei die Stimme klingen lassen:

hu-o-a-e-i-e-a-o-u   hä-e-i-ü-ö-ü-i-e-ä   hi-e-ä-a-o-u-ü-i

21.1.4 Stimme beim Pusten wie eine Sirene schleifen lassen:

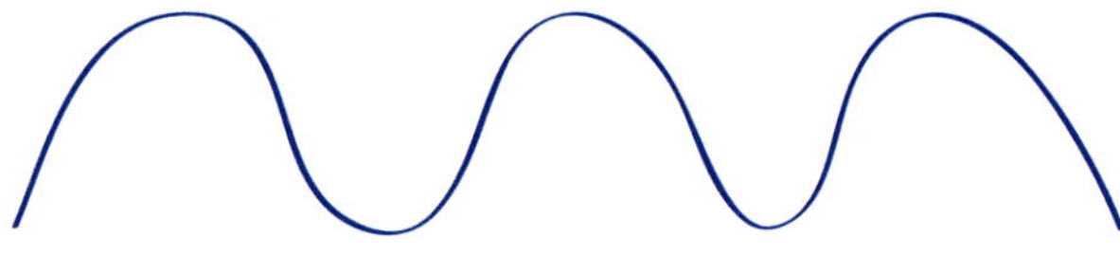

3 x hu	3 x ho	3 x he
3 x hi	3 x ha	3 x hä

21.1.5 Pusten und sprechen:

Peter-Josef Gebauer-Weller	Barbara-Sophia Pietsch-Eberle
Charlotte-Luise Löffler-Reichert	Klaus-Oskar Wulf-Geier
Patrick-Ulrich Breuer-Siegel	Sylvia-Ladislava Giese-Sauter
Ella-Sophie Drescher-Weigel	Elias-Volker Schaller-Gerdes
Leo-Jakob Faber-Gerhardt	Lara-Abella Riedl-Kohler

21.2 Schonenden Stimmeinsatz üben

21.2.1 Behauchte Einsätze; zwei sehr kurze Töne, ein langer Ton:

ha ha haaa	ho ho hooo
hä hä häää	he he heee

mit sehr kurzem <h>

21.2.2 Physiologische Einsätze; lassen Sie zweimal die Stimmritze mit Ventiltönchen leise und stimmlos platzen, beginnen Sie dann mit geringem Aufwand den stimmhaften Vokal:

a a aaa o o ooo

ä ä äää e e eee

21.2.3 Mit Ventiltönchen die Worte anlauten:

Opa, Oma, Andreas und Angelika aßen am Abend Obst.

Ernst, Eva und Oliver aßen Aprikosen, Oliven und Ostereier.

21.3 Randstimme in allen Tonlagen

21.3.1 Schleifen Sie mit Vokalen und sehr leichter Stimme die Tonlagen durch:

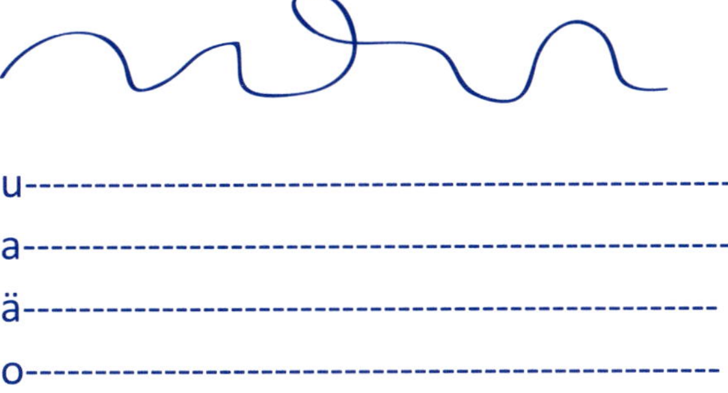

u---

a---

ä---

o---

21.3.2 Beim Sprechen mit sehr leichter Stimme Tonlagen durchlaufen:

Der Mond ist aufgegangen

Der Mond ist aufgegangen,
die gold'nen Sternlein prangen
am Himmel hell und klar.
Der Wald steht schwarz und schweiget,
und aus den Wiesen steiget
der weiße Nebel wunderbar.

Wie ist die Welt so stille,
und in der Dämmrung Hülle
so traulich und so hold!
Als eine stille Kammer,
wo ihr des Tages Jammer
verschlafen und vergessen sollt.

Seht ihr den Mond dort stehen?
Er ist nur halb zu sehen
und ist doch rund und schön!
So sind wohl manche Sachen,
die wir getrost belachen,
weil uns're Augen sie nicht seh'n.

Matthias Claudius

Vierte Kombination: Kräftige-Stimme-Programm/Männer

22.1 Lockerheit von Kopf, Kiefer und Zunge

22.1.1 Summen, brabbeln, seufzen, stöhnen Sie. Dabei:

3 x Kiefer weit öffnen und leicht hin- und herbewegen oder wackeln

3 x mit der Zunge durch den Mund wandern; Zähne putzen

3 x Kopf lockern, kreisen lassen, nicken und schütteln

22.2 Lockere Stimme und Resonanz

22.2.1 Tönen Sie in Sprechstimmlage mit sehr langsamen Vokalwechseln und beobachten Sie dabei das Mitschwingen von Gewebe, Knochen und Räumen:

3 x ha-o-a-o-a

3 x ho-a-o-a-o

3 x ho-ä-e-i

3 x ha-ä-e-i

3 x hi-e-ä-o

3 x hi-e-ä-a

22.3 Weite im Rachen für Lockerheit und Resonanz

22.3.1 Hecheln Sie vor jeder Zeile auf stark gerundetem <o>, nehmen Sie das Geräusch der Luft im geweiteten Rachen wahr und sprechen dann mit der Weite:

o – Olivias Ohrenschützer

o – Olafs Osterlamm

o – Ottos Oberhemd

o – Ottmars Onkel

o – Utes Unterhemd

o – Ullas Ultraschalluntersuchung

o – Antonias Anfängerglück

o – Annas Änderungsantrag

o – Irenes Eventagentur

o – Ingrids Internetcafé

o – Evas Eselsohren

o – Emils Ententeich

22.4 Ruftonlage/Vortragsstimme

22.4.1 Schleifen Sie aus der Bruststimme in die Mittellage; behalten Sie dabei immer eine leichte Stimmgebung bei; tragen Sie dann Monatsnamen in der erreichten Stimmlage vor bzw. rufen Sie diese:

hu---schleifen---Januar!

hu---schleifen---Februar!

usw.

hi---schleifen---Januar!

hi---schleifen---Februar!

usw.

hä---schleifen---Januar!

hä---schleifen---Februar!

usw.

ha---schleifen---Januar!

ha---schleifen---Februar!

usw.

22.4.2 Schleifen Sie dann mit dem für Sie hilfreichsten Vokal vor jeder Zeile und tragen das Gedicht vor:

Spitzfindig ist die Liebe!
Sie minnt nicht immer blindlings;
Wie sie sich listig zieret,
Wirkt sie mit Witz nicht minder.

Ihr tiefes Inn're liebt nicht,
Will sich nicht blindlings irren,
Wird sie mit ihrer Liebe
Sich schließlich nicht verwirren?

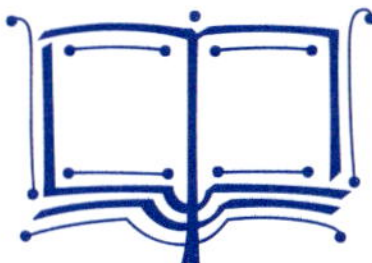

Julius Hey

22.5 Rufen und ziehen

22.5.1 Ziehen Sie beim Stimmeinsatz leicht impulshaft mit beiden Armen an Gummiband, Seil oder Partner/Partnerin und rufen in unterschiedlichen Tonhöhen:

3 x ha	3 x ho	3 x hi
Holland	Österreich	Kanada
Belgien	Amerika	Uruguay
Frankreich	Russland	Kenia

22.5.2 Ziehen Sie vor jeder Zeile leicht impulshaft mit beiden Armen an Gummiband, Seil oder Partner/Partnerin und rufen in tiefer Lage <ja>. Nehmen Sie die Fülle in das Vortragen des Textes mit:

Ja! Nah dem Hage Tannen schwanken,
Ja! Alles strahlet Abendprangen;
Ja! Klagend sang der alte Barde,
Ja! Daß der Waldesrand es hallte!
Ja! Knaben kamen da gegangen,
Ja! Manchen prangt der Kranz am Arme.
Ja! Alle waren arme Waller,
Ja! Rasten lange nah am Walde

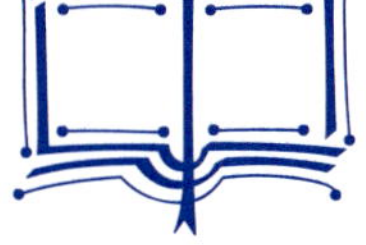

Julius Hey

22.6 Bruststimme kräftigen und flexibilisieren

22.6.1 Beim Nach-oben-Schleifen einen Arm nach vorne strecken; den anderen Arm beugen. Beim Rückweg den ersten Arm beugen und den anderen strecken:

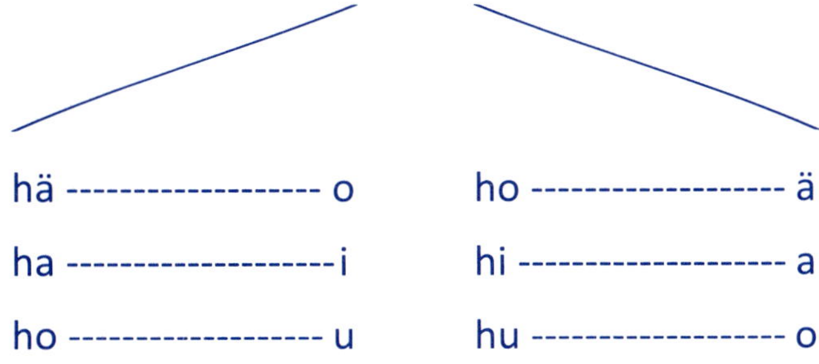

Fünfte Kombination: Kräftige-Stimme-Programm/Frauen

23.1 Lockerheit Kopf, Kiefer und Zunge

23.1.1 Summen, brabbeln oder seufzen Sie. Dabei:

3 x Kiefer weit öffnen und leicht hin- und herbewegen oder wackeln

3 x mit der Zunge durch den Mund wandern; Zähne putzen

3 x Kopf lockern, kreisen lassen, nicken und schütteln

23.2 Lockere Stimme und Resonanz

23.2.1 Tönen Sie in Sprechstimmlage mit sehr langsamen Vokalwechseln und beobachten Sie dabei das Mitschwingen von Gewebe, Knochen und Räumen:

ha-o-a-o-a	h-o-ä-e-i	hi-e-ä-o
ho-a-o-a-o	ha-ä-e-i	hi-e-ä-a

23.2.2 Tönen Sie in Sprechstimmlage mit sehr langsamen Vokalwechseln und lassen Sie dabei das Vibrato durchlaufend schwingen:

ha-o-a-o-a	h-o-ä-e-i	hi-e-ä-o
ho-a-o-a-o	ha-ä-e-i	hi-e-ä-a

23.3 Weite im Rachen für Lockerheit und Resonanz

23.3.1 Hecheln Sie vor jeder Zeile auf stark gerundetem <o>, nehmen Sie das Geräusch der Luft im geweiteten Rachen wahr und sprechen dann mit der Weite:

o – Olivias Ohrenschützer	o – Antonias Anfängerglück
o – Olafs Osterlamm	o – Annas Änderungsantrag
o – Ottos Oberhemd	o – Irenes Eventagentur
o – Ottmars Onkel	o – Ingrids Internetcafé
o – Utes Unterhemd	o – Evas Eselsohren
o – Ullas Ultraschalluntersuchung	o – Emils Ententeich

23.4 Register finden und stärken

23.4.1 Tief in der Bruststimme:

3 x boo	3 x ey	3 x ja

<boo> tief, laut und grob; <ey> leicht grölend

23.4.2 Gehobene Stimmlage, in der Kopfstimme:

3 x hu	3 x jippey!	3 x flfl

fl = Lippenflattern

23.5 Registerverschmelzung

23.5.1 Schwelltöne → an- und abschwellen in einer Tonlage oder auf einer Tonhöhe; dabei leicht den Kopf hin- und herbewegen:

3 x hu – i – a – i – u
leise *laut* *leise*

23.5.2 Schwelltöne → ab- und anschwellen in einer Tonlage oder auf einer Tonhöhe; dabei fortlaufend mit dem Kopf nicken:

3 x ha – i – u – i – a
laut *leise* *laut*

23.5.3 Kombinieren Sie Schwelltöne und Schleifen:

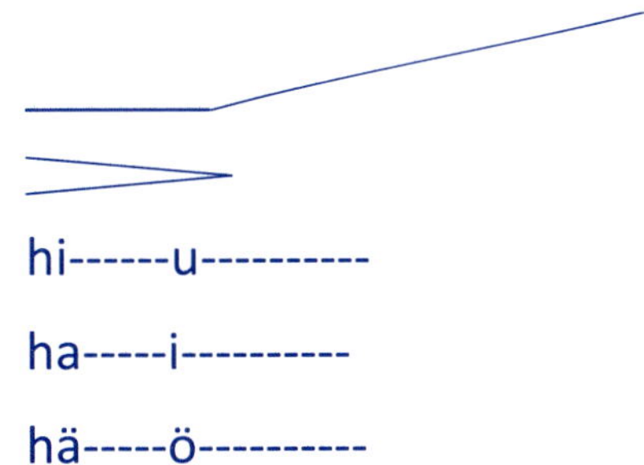

23.6 Kräftige Vortrags- oder Rufstimme mit Registermischung

23.6.1 Schleifen Sie von tief in die Mittellage auf <hai> oder <hiu>; sprechen Sie dann ohne abzusetzen:

hai – Susanne
hai – Jürgen
hai – Simone
hiu – Florian
hiu – Sigrid
hiu – Andreas
hai – Melanie
hai – Leonard
hai – Irene
hiu – Sofie
hiu – Judith
hiu – Ursula

23.7 Kräftige Vortragsstimme durch starke Emotionen

23.7.1 Sehr nachdrücklich und entschieden vortragen; dabei Körper lockern: Kopf nicken oder schütteln; Schultern, Becken oder Knie kreisen, entspannt auf der Stelle gehen; eine imaginäre Leiter hinaufklettern:

Das will ich nicht!

Nein!

Nix da!

Nicht mit mir!

Das will ich nicht!

Das machen wir nicht!

So läuft das nicht!

So geht das nicht!

Das ist unverschämt!

Das ist eine Unverschämtheit!

So weit lasse ich es nicht kommen!

Das haben wir nicht verabredet!

Ich kann so nicht arbeiten!

Sie sind gefeuert!

Raus!

Sechste Kombination: Leichte-Stimme-Programm

24.1 Randstimme und Randkantenverschiebung finden

24.1.1 Kauen Sie mit großer Kieferbewegung und summen dann leise:

----kauen--------mmmmmmmmmmmmm

24.1.2 Kauen und summen Sie, danach Lippenflattern, dann helles <jaja> rufen:

----kauen--------mmmflflmmmflflmmm---jaja

fl = Lippenflattern

24.1.3 Kauen und summen, dann mit heller leichter Stimme Ländernamen sagen oder rufen:

Mosambik	Mikronesien	Madagaskar
Malediven	Monaco	Marokko
Mexiko	Myanmar	Moldawien

24.2 Randstimme durch alle Tonlagen

24.2.1 Schleifen Sie mit leiser feiner Stimme von einer höheren Stimmlage langsam gleitend nach unten:

hu------------------------
ha------------------------
ho------------------------

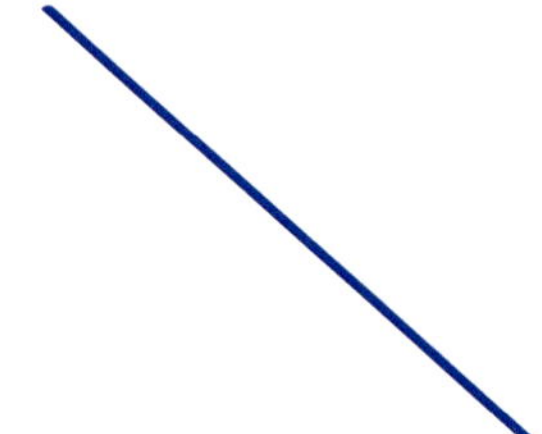

24.2.2 Schleifen Sie mit leiser feiner Stimme von einer tiefen Stimmlage langsam gleitend nach oben:

hu------------------------
ha------------------------
ho------------------------

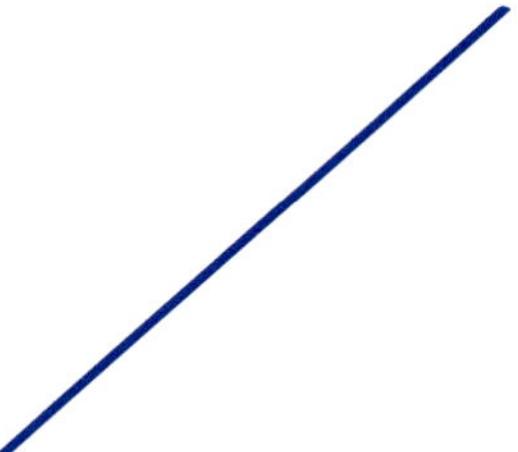

24.2.3 Schleifen Sie mit leiser feiner Stimme von einer tiefen Stimmlage langsam gleitend nach oben und danach im Bogen wieder nach unten:

hu------------------------
ha------------------------
ho------------------------

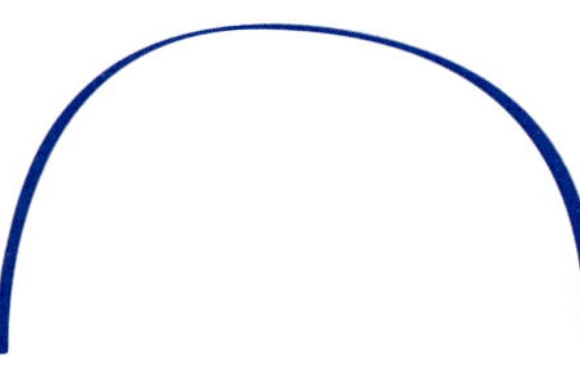

24.3 Leichte Stimmgebung auf Sprechstimme übertragen; Zeitungsübung

24.3.1 Zerreißen Sie beim Stimmeinsatz langsam eine Zeitung, rufen Sie dabei mit leichter Stimme lange Vokale und setzen Sie in mittlerer Lage beginnend immer höher ein:

3 x ha	3 x ho
3 x hu	3 x hä

24.3.2 Tragen Sie den Text in gehobener Stimmlage mit sehr leichter Stimme vor, reißen Sie dabei immer ein Zeitungsblatt in Streifen:

Positive Ausrufe:

Oh wie schön!	Herzlichen Glückwunsch!	Ausgezeichnet!
Ja, das machen wir!	Wie wunderbar!	Gut gemacht!
Wie wundervoll!	Das war ja super!	Prima!
Wann geht es los?	Wo geht es lang?	Ein herzliches Dankeschön!

24.4 Leichte Stimmgebung auf Sprechstimme übertragen; mit Strohhalm blubbern

24.4.1 Lesen Sie den Text und pusten Sie gleichzeitig mit einem Schlauch oder einem großen Strohhalm in ein Wasserglas:

Morgenstund hat Gold im Mund

Ich bin so knallvergnügt erwacht.
Ich klatsche meine Hüften.
Das Wasser lockt. Die Seife lacht.
Es dürstet mich nach Lüften.

Ein schmuckes Laken macht einen Knicks
Und gratuliert mir zum Baden.
Zwei schwarze Schuhe in blankem Wichs
Betiteln mich „Euer Gnaden".

Aus meiner tiefsten Seele zieht
Mit Nasenflügelbeben
Ein ungeheurer Appetit
Nach Frühstück und nach Leben.

Joachim Ringelnatz

24.4.2 Lesen Sie den Text aus der vorherigen Übung. Rufen Sie vor jeder Zeile drei freundliche Jas; sprechen Sie beim Vortrag genauso entspannt weiter:

jajaja – Ich bin so knallvergnügt erwacht

jajaja – usw.

Siebte Kombination: Registerübergang-Programm/Frauen

25.1 Registerwechsel und Mischung in einer Tonhöhe üben

25.1.1 Schwelltöne → an- und abschwellen auf einer Tonhöhe; Worte mit sehr langen Vokalen sprechen:

hi ------------ u	hu ------------ i
ha ------------ i	hi ------------ a
ho ------------ u	hu ------------ o
hä ------------ e	he ------------ ä
ja ------------ wohl	mu----------- tig
Ka ------------ tie	Li ------------- ma
Hoch--------- mut	U ------------- do
Bä ------------ ren	Klee --------- blatt

25.1.2 Schwelltöne → an- und abschwellen auf einer Tonhöhe; Worte überbinden und mit sehr langen Vokalen sprechen:

3 x hu – i – a – i – u
Su----------si ---------am ---------Ig---------lu
Ru---------di----------sah----------I---------du

3 x ha – i – u – i – a
Hai---------fisch-----sucht--------Ti----------ger
Ka-------------i--------ruft-----------I----------sa

3 x ---kauen---mmm – u – ü – i – ü – u – mmm
Mmmmmmut----üben---ist---Übermut

3 x ---kauen---mmm – ü – i – ä – i – ü – mmm
Mmmmmmücken klingt ähnlich wie Brücken

25.2 Schleifübungen

25.2.1 Schleifen Sie nach oben oder nach unten; gerundete Vokale dabei sehr stark runden:

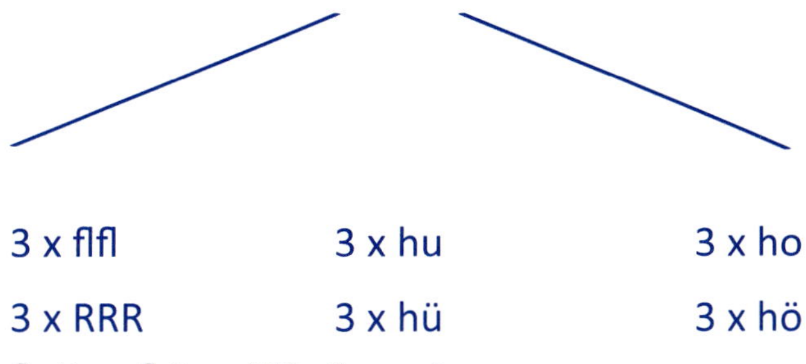

3 x flfl   3 x hu   3 x ho

3 x RRR   3 x hü   3 x hö

fl = Lippenflattern; RRR = Zungen-R

25.2.2 25.1.1. Schleifen Sie jetzt im Bogen nach oben und unten; dabei eine Zeitung in Streifen reißen

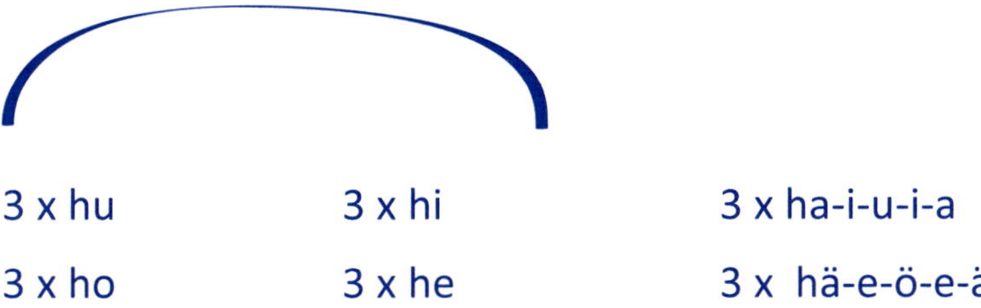

3 x hu   3 x hi   3 x ha-i-u-i-a

3 x ho   3 x he   3 x hä-e-ö-e-ä

25.2.3 Heultöne mit Vokalwechsel; Beugen Sie dabei langsam Arme/Ellenbogengelenk und öffnen Sie sie beim Schleifen:

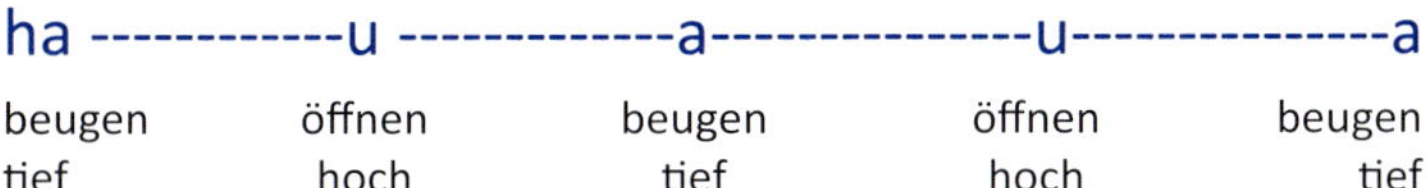

ha ------------u -------------a---------------u---------------a

beugen	öffnen	beugen	öffnen	beugen
tief	hoch	tief	hoch	tief

25.3 Sprechübung

25.3.1 Beginnen Sie tief und führen Sie beim Lesen der Zeile die Sprachmelodie nach oben, dann hoch beginnen und die Sprachmelodie nach unten führen:

Sabrina Susanne Severin Sigrid Simone Silke Sabine Saskia

Daniel Dagmar Detlef Dennis Doris Dieter Dominik Daniela

Lamberta Leander Lore Liane Loreley Lisa Luise Lysander

Waldemar Wilhelm Walburga Wolfgang Wencke Werner Willi

25.4 Kombinierte Übung

25.4.1 Setzen Sie laut ein, dann leiser werden, auf dem <u> in eine leicht gehobene Stimmlage schleifen und den Wochentag rufen:

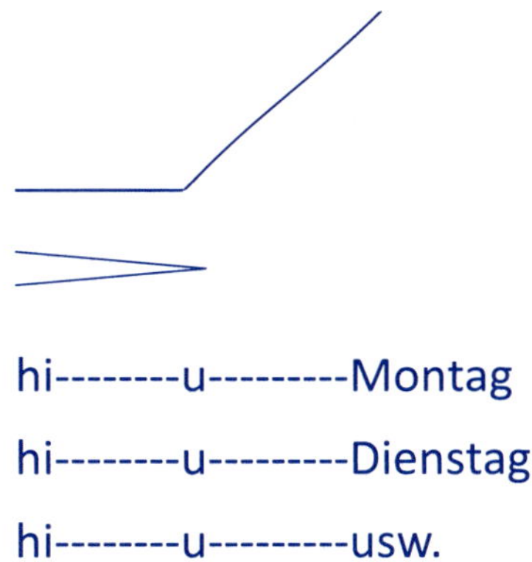

hi--------u---------Montag

hi--------u---------Dienstag

hi--------u---------usw.

Achte Kombination: Stimmspiele für Registermischung, Modulationsfähigkeit und Dynamik

26.1 Dynamische Übungen in einer Tonhöhe

26.1.1 Leise – laut – leise:

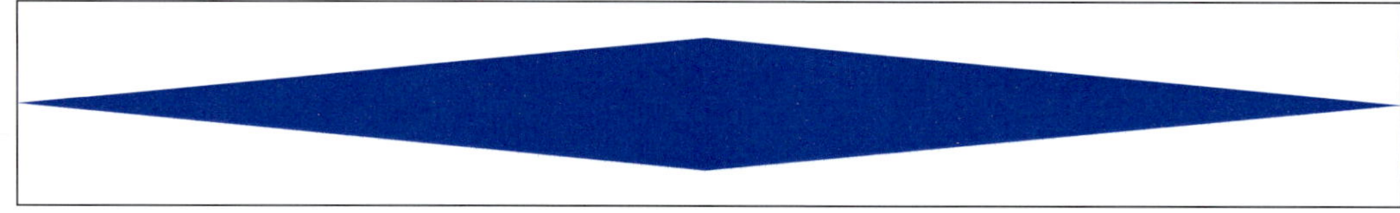

hu -------------------- i --------------------- a --------------------i-------------------- u

schmal = leise; breit = laut

26.1.2 Laut – leise – laut:

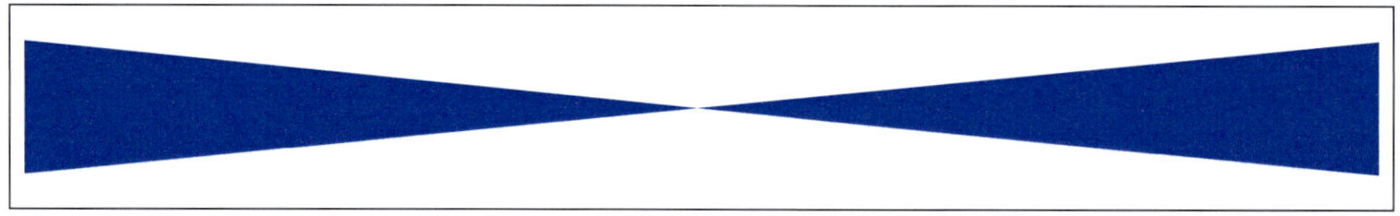

ha-------------------- i --------------------- u --------------------i-------------------- a
hi -------------------- ü -------------------- u --------------------ü------------------- i

schmal = leise; breit = laut

26.1.3 Etwas schnellere Vokalwechsel, beginnen Sie leise:

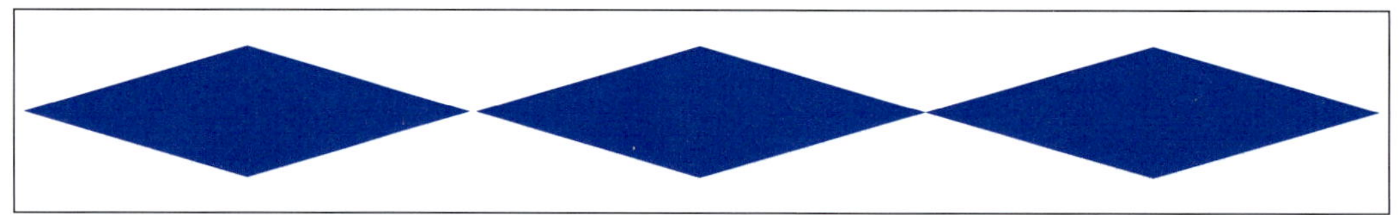

hu -----------o------------- u------------ o -----------u ----------- o----------- u
hu -----------a------------- u------------ a -----------u ----------- a----------- u
hu -----------i-------------- u------------ i ------------u ----------- i------------ u

schmal = leise; breit = laut

26.1.4 Etwas schnellere Vokalwechsel, beginnen Sie laut:

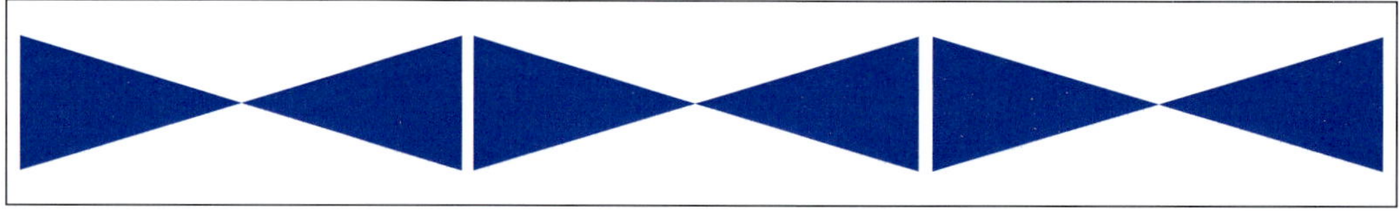

ho -----------u------------- o------------ u -----------o ----------- u----------- o
ha------------u------------- a ------------ u -----------a------------ u----------- a
hi ------------u------------- i------------- u -----------i ------------ u----------- i

schmal = leise; breit = laut

26.2 Den Stimmumfang durchschleifen

26.2.1 Von oben nach unten lauter werden:

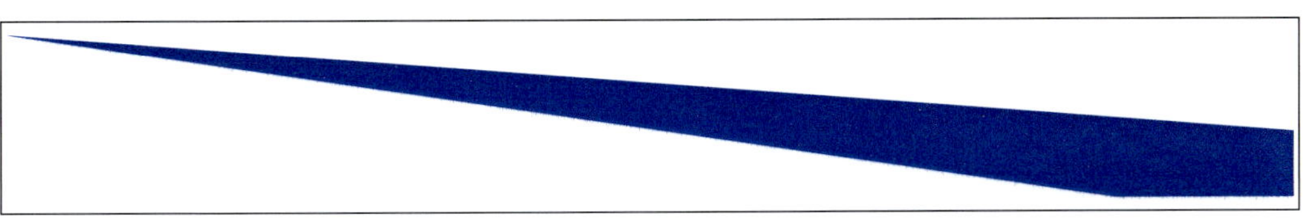

hu -- i ---a
hi --a

schmal = leise; breit = laut
oben = hoch; unten = tief

26.2.2 Von unten nach oben leiser werden:

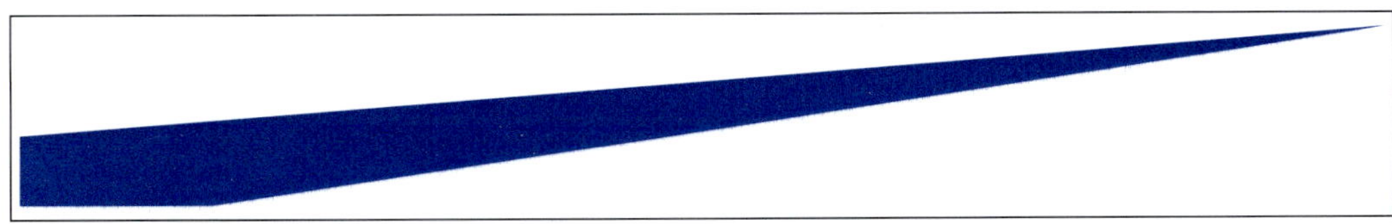

ha--- i ---u
hi --u
ha---

schmal = leise; breit = laut
oben = hoch; unten = tief

26.2.3 In Wellen schleifen; fangen Sie oben an:

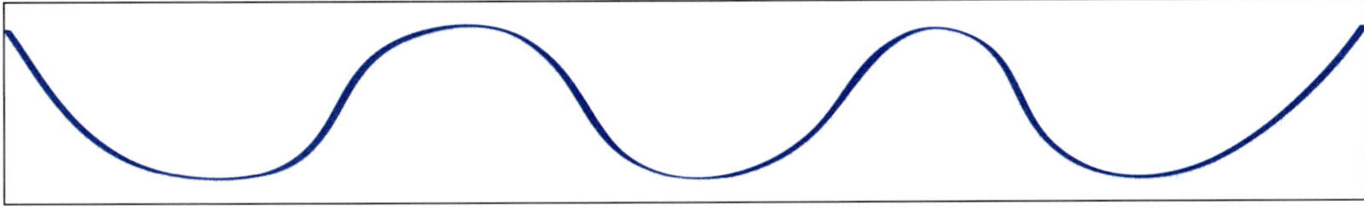

hu ------------i-------------- u------------ i ------------u ----------- i------------ u
hu ------------a------------- u------------ a -----------u ----------- a ----------- u

oben = hoch; unten tief

26.2.4 In Wellen schleifen; fangen Sie unten an:

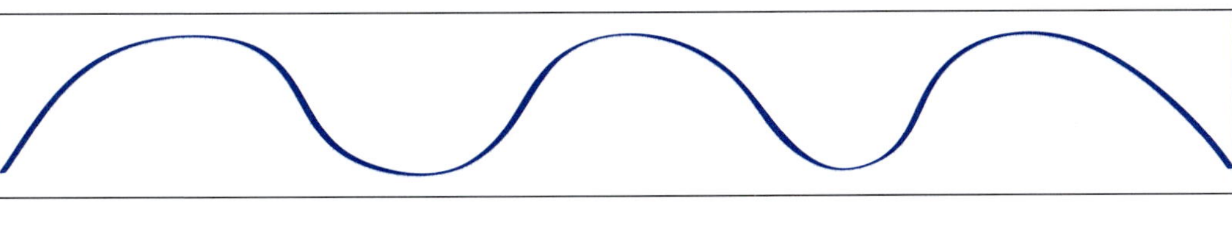

hi -------------u------------- i------------- u -----------i ------------ u----------- i
ha-------------u------------- a ------------ u -----------a------------ u ----------- a

oben = hoch; unten tief

Texte und Gedichte zum Üben:

Gedichte zum Üben

1. Das Lügenmärchen

Übertreiben Sie kräftig beim Vortragen; endlich können Sie mal angeben und große Töne spucken:

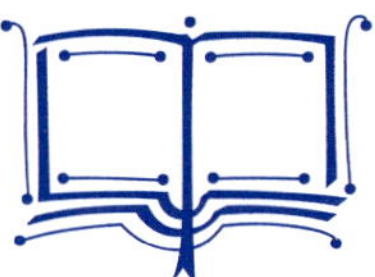

Das Lügenmärchen

Ich will euch erzählen und will auch nicht lügen:
Ich sah zwei gebratene Ochsen fliegen,
sie flogen gar ferne –
sie hatten den Rücken gen Himmel gekehrt,
die Füße wohl gegen die Sterne.

Ein Amboss und ein Mühlenstein,
die schwammen bei Köln wohl über den Rhein,
sie schwammen gar leise –
ein Frosch verschlang sie alle beide
zu Pfingsten wohl auf dem Eise.

Es wollten vier einen Hasen fangen,
sie kamen auf Stelzen und Krücken gegangen,
der erste konnte nicht sehen,
der zweite war stumm, der dritte war taub,
der vierte konnte nicht gehen.
...
So will ich hiermit mein Liedlein beschließen,
und sollt es auch die werte Gesellschaft verdrießen,
will trinken und nicht mehr lügen:
bei mir zu Land sind die Mücken so groß,
als hier die größesten Ziegen.

Ernst Moritz Arndt

2. Das Samenkorn

Stellen Sie sich vor, Sie seien ein Zirkusdirektor, Engel, Polizist, Pfarrer oder kleines Kind; sprechen und rufen Sie das komplette Gedicht als diese Person, wechseln Sie später nach jeder Zeile die Rolle:

Das Samenkorn

Ein Samenkorn lag auf dem Rücken,
die Amsel wollte es zerpicken.

Aus Mitleid hat sie es verschont
und wurde dafür reich belohnt.

Das Korn, das auf der Erde lag,
das wuchs und wuchs von Tag zu Tag.

Jetzt ist es schon ein hoher Baum
und trägt ein Nest aus weichem Flaum.

Die Amsel hat das Nest erbaut;
dort sitzt sie nun und zwitschert laut.

Joachim Ringelnatz

3. Osterspaziergang

So üben Sie eine vitalere Artikulation: Legen Sie beim Vortrag die Zunge an die Oberlippe oder stecken Sie einen Finger von außen in die Wange zwischen die Zähne:

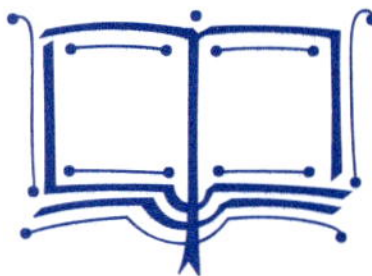

Osterspaziergang

Vom Eise befreit sind Strom und Bäche
Durch des Frühlings holden, belebenden Blick,
Im Tale grünet Hoffnungsglück;
Der alte Winter, in seiner Schwäche,
Zog sich in rauhe Berge zurück.

Von dort her sendet er, fliehend, nur
Ohnmächtige Schauer körnigen Eises
In Streifen über die grünende Flur;
Aber die Sonne duldet kein Weißes,
Überall regt sich Bildung und Streben,
Alles will sie mit Farben beleben;
Doch an Blumen fehlts im Revier,
Sie nimmt geputzte Menschen dafür.
...
Sieh nur, sieh! wie behend sich die Menge
Durch die Gärten und Felder zerschlägt,
Wie der Fluss, in Breit' und Länge
So manchen lustigen Nachen bewegt,
Und, bis zum Sinken überladen,
Entfernt sich dieser letzte Kahn.
Selbst von des Berges fernen Pfaden
Blinken uns farbige Kleider an.

Ich höre schon des Dorfs Getümmel,
Hier ist des Volkes wahrer Himmel,
Zufrieden jauchzet groß und klein:
Hier bin ich Mensch, hier darf ich's sein.

Johann Wolfgang von Goethe

4. Die vier Brüder

Üben Sie mit Abspannen; lassen Sie nach jeder Zeile Luft einfallen:

Die vier Brüder

Vier Brüder geh'n jahraus, jahrein
im ganzen Jahr spazieren;
doch jeder kommt für sich allein,
uns Gaben zuzuführen.

Der Erste kommt mit leichtem Sinn,
in reines Blau gehüllet,
streut Knospen, Blätter, Blüten hin,
die er mit Düften füllet.

Der Zweite tritt schon ernster auf
mit Sonnenschein und Regen,
streut Blumen aus in seinem Lauf,
der Ernte reichen Segen.

Der Dritte naht mit Überfluss
Und füllet Küch' und Scheune,
Bringt uns zum süßesten Genuss
viel Äpfel, Nüss und Weine.

Verdrießlich braust der Vierte her,
in Nacht und Graus gehüllet,
zieht Feld und Wald und Wiesen leer,
die er mit Schnee erfüllet.

Wer sagt mir, wer die Brüder sind,
die so einander jagen?
leicht rät sie wohl ein jedes Kind,
drum brauch' ich's nicht zu sagen.

Karoline Stahl

5. Die Geschichte vom fliegenden Robert

Tragen Sie dieses Gedicht lebhaft und frech mit erhobenem Zeigefinger vor:

Die Geschichte vom fliegenden Robert

Wenn der Regen niederbraust,
Wenn der Sturm das Feld durchsaust,
Bleiben Mädchen oder Buben
Hübsch daheim in ihren Stuben.
Robert aber dachte: Nein!
Das muss draußen herrlich sein!
Und im Felde patschet er
Mit dem Regenschirm umher.
Hui, wie pfeift der Sturm und keucht,
Dass der Baum sich niederbeugt!
Seht! Den Schirm erfasst der Wind,
Und der Robert fliegt geschwind
Durch die Luft so hoch, so weit.
Niemand hört ihn, wenn er schreit.
An die Wolke stößt er schon,
Und der Hut fliegt auch davon.
Schirm und Robert fliegen dort
Durch die Wolken immerfort.
Und der Hut fliegt weit voran,
Stößt zuletzt am Himmel an.
Wo der Wind sie hingetragen,
Ja, das weiß kein Mensch zu sagen.

Heinrich Hoffmann

6. Mondnacht

Stimmungsvoll schwärmerisch mit leichter Stimme vortragen:

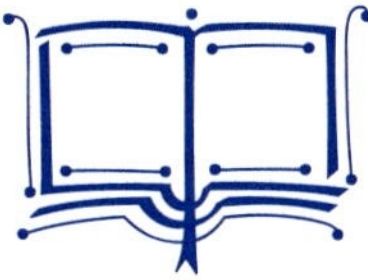

Mondnacht

Es war, als hätt' der Himmel
Die Erde still geküsst,
Dass sie im Blütenschimmer
Von ihm nun träumen müsst.

Die Luft ging durch die Felder,
Die Ähren wogten sacht,
Es rauschten leis' die Wälder,
So sternklar war die Nacht.

Und meine Seele spannte
Weit ihre Flügel aus,
Flog durch die stillen Lande,
Als flöge sie nach Haus.

Joseph von Eichendorff

7. Natur und Kunst

Dieses Gedicht sehr theatralisch, nachdenklich und/oder bedeutungsschwer rezitieren:

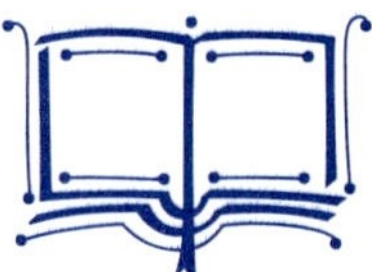

Natur und Kunst

Natur und Kunst, sie scheinen sich zu fliehen,
Und haben sich, eh man es denkt, gefunden;
Der Widerwille ist auch mir verschwunden,
Und beide scheinen gleich mich anzuziehen.

Es gilt wohl nur ein redliches Bemühen!
Und wenn wir erst in abgemeßnen Stunden
Mit Geist und Fleiß uns an die Kunst gebunden,
Mag frei Natur im Herzen wieder glühen.

So ist's mit aller Bildung auch beschaffen:
Vergebens werden ungebundne Geister
Nach der Vollendung reiner Höhe streben.

Wer Großes will, muß sich zusammenraffen;
In der Beschränkung zeigt sich erst der Meister,
Und das Gesetz nur kann uns Freiheit geben.

Johann Wolfgang von Goethe

8. Emotionale Sprechetüden

Sprechen Sie jede Szene mit unterschiedlichen Intentionen: sachlich, freudig, befehlend, sehnsüchtig rufend, traurig, verzweifelt, zornig, schüchtern, schläfrig:

Wann fahren Sie los? Sind Sie morgen schon hier? Wir brauchen Sie hier dringend!

Was ist denn dort passiert? Was wollen Sie damit sagen?

Wie oft soll ich es noch sagen? Hören Sie mir doch endlich zu!

Ich bin nicht müde. Wir können gleich losgehen.

Es ist schon so viel Zeit vergangen. Wir müssen etwas tun. Fangen Sie doch endlich an!

Es war das ultimative Erlebnis. Wahnsinn! Der totale Flash!! Ich würde alles jederzeit noch mal genauso machen. Herzlichen Dank für alles.

Wie lange sollen wir noch auf Sie warten? Hier geht alles durcheinander. Wir gehen jetzt schon mal los und Sie können dann später nachkommen.

9. Zitate aus der Literatur

Tragen Sie die Zitate sehr emotional oder theatralisch wie auf der Bühne vor:

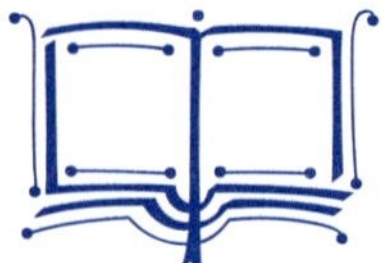

Sein oder Nichtsein; das ist hier die Frage!

William Shakespeare aus: Hamlet

Hier bin ich Mensch, hier darf ich´s sein!

Johann Wolfgang von Goethe aus: Faust

Dieses war der erste Streich, doch der zweite folgt sogleich.

Wilhelm Busch aus: Max und Moritz

Mein schönes Fräulein, darf ich wagen, meinen Arm und Geleit Ihr anzutragen?

Johann Wolfgang von Goethe aus: Faust

In der Beschränkung zeigt sich erst der Meister, und das Gesetz nur kann uns Freiheit geben.

Johann Wolfgang von Goethe aus: Natur und Kunst

Die ich rief, die Geister, werd´ ich nun nicht los!

Johann Wolfgang von Goethe aus: Der Zauberlehrling

Lächelnd scheidet der Despot; denn er weiß, nach seinem Tod wechselt Willkür nur die Hände, und die Knechtschaft hat kein Ende.

Heinrich Heine aus: Romanzero

10. Zitate aus der Bibel

Pathetisch vorzutragen; finden Sie immer wieder neue Variationen und verändern Sie durch unterschiedliche Betonung die Aussage:

Aber viele, die da sind die Ersten, werden die Letzten sein, und die Letzten werden die Ersten sein.

Wer unter euch ohne Sünde ist, der werfe den ersten Stein!

Darum sorgt nicht für den andern Morgen; denn der morgende Tag wird für das Seine sorgen. Es ist genug, dass ein jeglicher Tag seine eigene Plage habe.

Weh dem, der sein Haus mit Sünden baut und seine Gemächer mit Unrecht, der seinen Nächsten umsonst arbeiten lässt und gibt ihm seinen Lohn nicht.

Gehe hin zur Ameise, du Fauler; siehe ihre Weise an und lerne.

Rühme dich nicht des morgigen Tages; denn du weißt nicht, was heute sich begeben mag.

Auch wenn alles einmal aufhört – Glaube, Hoffnung und Liebe nicht.
Diese drei werden immer bleiben; doch am höchsten steht die Liebe.

Das Streben nach Weisheit beginnt mit dem aufrechten Verlangen, etwas zu lernen.

Glossar

abspannen	reflektorische Atemergänzung durch Lösen der verengenden Atemmuskeln
Atemtypen	Die Atemtypenlehre basiert auf der Beobachtung, dass es zwei unterschiedliche Formen gibt, mit dem Atem umzugehen und die Stimme zu unterstützen. Die daraus resultierende Methode hat in der praktischen Anwendung schon viele Stimmbildner überzeugt, kann aber als grenzwissenschaftlich bezeichnet werden und ist als solche nicht unumstritten.
Atmung	Bei der für den Stimmgebrauch günstigen Bauch- bzw. Zwerchfellatmung verengt sich die Bauchdecke bei der Ausatmung nach innen und schiebt so das Zwerchfell nach oben. Diese Verengung im „Bauchschlauch“ kann vorne und/oder in den seitlichen und hinteren Bereichen bzw. Flanken stattfinden. Brustkorbatmung bedeutet, dass der Brustkorb sich bei der Einatmung weitet und hebt. Findet dieses Anheben der Rippen nur sehr weit oben statt, so spricht man von Schulter- oder Klavikularatmung. Diese Form der Atmung gilt als pathologisch und ungünstig für das Unterstützen der Stimmfunktion und führt u. U. zum gepressten Stimmgebrauch.
Einsatzformen	1. Gehauchter Einsatz: Luftfluss kommt vor dem Stimmschluss/Stimmeinsatz. Korrekter Einsatz bei Anlautung mit <h>. Führt in übertriebener Form auf Dauer zu behauchter Stimme mit schlechtem Stimmschluss. 2. Weicher Einsatz: Stimmschluss und Luftfluss gleichzeitig bei geringfügigst geöffneter Glottis. Einsatzform der Plosivlaute. Wird beim vokalischen Anlaut selten eingesetzt; z.B. bei erstauntem Ausruf: „Oh“. Ersetzt den physiologischen Einsatz im klassischen Gesang. 3. Harter Einsatz/Glottisschlag: Aufdrücken der zunächst geschlossenen Stimmlippen durch Luft zu Beginn eines Vokals. In der Sprechstimme in leichter Form als physiologisch fester Einsatz bzw. weicher Glottisschlag üblich. Günstig ist ein möglichst weiches Öffnen mit wenig Widerstand gegen den Luftstau unter der Stimmlippe. Ein zu harter Glottisschlag bzw. gepresster Einsatz führt zu Verengung des Rachens, gepresster Stimmgebung und Überlastungserscheinungen.
Funktionale Stimmbildung	Die Funktionale Stimmbildung ist eine ca. 1970 entstandene Stimmbildungsmethode. Als Gegenmodell zum intuitiven Unterrichten versuchte sie, alle medizinischen und physiologischen Erkenntnisse zusammenzuführen und darauf aufbauend eine Stimmdidaktik zu entwickeln.
Flüsterdreieck	Öffnung im hinteren Teil der Stimmbänder beim Flüstern
gehobene Stimmlage	Sprechen in einem höheren Tonbereich, z. B. beim Rufen oder Vortragen
Glissando	gleitende Tonhöhenänderung
Glottis	Mit dem Begriff ist meist die Öffnung zwischen den Stimmlippen gemeint, die sich beim Stimmeinsatz durch das Annähern der Stimmlippen schließt. Streng genommen gehören auch die Stimmlippen selbst zur Glottis.
Glottisstopp, Glottalstopp oder Glottisschlag	siehe Einsatzformen

Lippenflattern	Geräusch mit den Lippen: stimmlos = wie schnauben; stimmhaft = wie Motorrad fahren
Metall in der Stimme	lauter und kerniger Stimmklang verursacht durch den Sänger- bzw. Sprecherformanten
Passaggio	Tonhöhenregion um e1, in der bei ungeübten Stimmen das Mischungsverhältnis der Stimmregister sprunghaft wechselt. Basierend auf den gleichen physiologischen Vorgängen ist dieses Phänomen bei den Tonhöhen b, b1, e2, b2 weniger ausgeprägt.
Phonation	Tonerzeugung durch die Stimmlippen
Register	nennt man unterschiedliche Klänge der Stimme verursacht durch unterschiedliche Spannungsmuster der Stimmlippen. Die helle und glockig klingende Kopfstimme ist bestimmt durch ein Langziehen der Stimmlippen. Das dadurch ausgelöste Spannen der in die Stimmlippenränder eingebetteten Stimmbänder verändert die Tonhöhe. Dabei führt mehr Spannung zu höheren Tönen. Die Bruststimme klingt volltönend und dunkler, da die Masse der in die Stimmlippen eingebetteten Muskulatur schwingt. Hier wird die Tonhöhe durch ein Verkürzen dieser Muskeln eingestellt, was zu tieferen Tönen führt. Verhärten sich die Muskeln, so wird der Ton, bei anhaltend dunkler Klangfarbe, höher.
Registermischung	Die Muskelsysteme von Kopf- bzw. Bruststimme arbeiten gleichzeitig und koordiniert. Die Stimme ist durch die Beteiligung der Kopfstimme leicht bzw. hell und durch das Beimischen der Bruststimme laut sowie volltönend. Diese Gleichzeitigkeit der Register verändert ihr Mischungsverhältnis: Bei aufsteigender Tonhöhe wird der Anteil der Bruststimme kleiner und der der Kopfstimme größer. Eine verwirklichte Registermischung führt zu einem mühelosen Durchlaufen des Passaggio bei der Tonhöhenänderung. Das ist wichtig, sowohl für die Sing- als auch für die Sprechstimme.
Sänger- oder Sprecherformant	durch Resonanz verstärkter Obertonbereich um 3000 Hertz, der der Stimme einen metallischen Klang gibt und die Tragfähigkeit erhöht
Sprachmelodie	Ohne genau fixierte Tonhöhen anzusteuern, durchläuft die Sprechstimme doch einen messbaren Tonumfang. Dieser richtet sich nach den Fähigkeiten der Stimme, nach der Gesprächssituation, dem Temperament der Sprechenden und kulturellen Einflüssen. Die Vortragsstimme liegt ca. fünf Töne höher, die Rufstimme bis zu einer Oktave höher als die mittlere Sprechstimmlage.
Stimmlippen	paarige, aus der Seitenwand des Kehlkopfes hervortretende Falten, bestehend aus Muskelgewebe und am Rand sehnig ausgeprägten Stimmbändern
Stimmbänder	in den Rand zur Glottis eingebettete sehnenartige Bänder, die beim Kopfstimmeinsatz durch eine Kippbewegung des Kehlkopfes gespannt werden. Die Tonhöhe steigt, der Ton klingt hell und leicht.
Stimmschluss	Bei der Phonation machen die Stimmlippen eine Rollbewegung, die zum Öffnen und Verschließen der Glottis führt. Die Qualität des Verschlusses in der geschlossenen Phase nennt man Stimmschluss. Ein schlechter Stimmschluss führt zu einem kraftlosen und hauchigen Stimmklang.

Stütze	Dosierfunktion des Atemapparates, um die Luft nur langsam abzugeben und den Luftdruck unter den Stimmlippen genau einzustellen. Meist wird versucht, den Brustkorb mit den dehnenden Einatemmuskeln aktiv gegen das zu schnelle Zusammensinken weit zu halten. Es gibt aber auch die Vorstellung, beim aktiven Verengen des Brustkorbes durch einen sehr geraden Rücken die dehnenden Rückstellkräfte zu aktivieren.
Tragfähigkeit	Die Tragfähigkeit beschreibt das Phänomen, dass eine Stimme mit einer besonderen Obertonstruktur sich akustisch durchsetzt, also besser zu hören ist, obwohl sie nicht lauter zu sein scheint.
Vortragsstimme	Die Vortragsstimme hat genau wie die Rufstimme eine etwas gehobene Tonlage, da die höhere Frequenz den Ton lauter macht, ohne dass wir uns dafür anstrengen müssen. Allerdings gelingt das nur, wenn die Tonhöhensteigerung mühelos gestaltet wird.

Verzeichnis aller Texte/Quellenangaben

Titel oder Beginn	Autor	Seite	Quelle
Am Brunnen vor dem Tore	Wilhelm Müller	24	https://www.lieder-archiv.de/am_brunnen_vor_dem_tore-notenblatt_300359.html
Barbara sass nah am Abhang	Julius Hey	16	Hey, J. (1912) Der Kleine Hey – Die Kunst der Sprache – Verlag B. Schott´s Söhne
Betet, danket, darbet, duldet	Julius Hey	42	Hey, J. (1912) Der Kleine Hey – Die Kunst der Sprache – Verlag B. Schott´s Söhne
Bibelzitate	Bibel	75	
Bruder Jakob	Volkslied	22	https://genius.com/Kinderlieder-bruder-jakob-lyrics
Da kommt mir eben so ein Freund	Wilhelm Busch	15	www.aphorismen.de
Das ästhetische Wiesel	Christian Morgenstern	11	www.aphorismen.de
Das Lügenmärchen	Ernst Moritz Arndt	66	www.labbe.de
Das Nasobêm	Christian Morgenstern	35	www.aphorismen.de
Das Samenkorn	Joachim Ringelnatz	67	www.jahreszeitengedichte.de
Der Kuckuck und der Esel	August Heinrich Hoffmann von Fallersleben	30	www.labbe.de
Der Lattenzaun	Christian Morgenstern	42	https://de.wikisource.org/wiki/Der_Lattenzaun
Der Mond ist aufgegangen	Matthias Claudius	55	http://www.labbe.de
Der Stein	Joachim Ringelnatz	53	https://www.gedichte7.de/der-stein.html
Die Ameisen	Joachim Ringelnatz	36	www.mumag.de
Die Feder	Joachim Ringelnatz	18	www.aphorismen.de
Die Gedanken sind frei	Hoffmann von Fallersleben	18	https://de.wikipedia.org/wiki/Die_Gedanken_sind_frei
Die Geschichte vom fliegenden Robert	Heinrich Hoffmann	70	hwww.lyrikwelt.de

Titel oder Beginn	Autor	Seite	Quelle
Die vier Brüder	Karoline Stahl	69	http://www.medienwerkstatt-online.de/lws_wissen/vorlagen/showcard.php?id=4015Quelle
Die wandelnde Glocke	Johann Wolfgang von Goethe	38	www.aphorismen.de
Drei Chinesen mit dem Kontrabass	Volkslied	20	www.labbe.de
Dunkel war's, der Mond schien helle	anonym	48	Wikipedia
Ein Männlein steht im Walde	August Heinrich Hoffmann von Fallersleben	26	Wikipedia
Ein Pflasterstein, der war einmal	Joachim Ringelnatz	22	www.ringelnatz.net
Es streben der Seele Gebete	Julius Hey	32	Hey, J. (1912) Der Kleine Hey – Die Kunst der Sprache – Verlag B. Schott's Söhne
Literaturzitate		74	
Mein Hut, der hat drei Ecken	Vokslied	22	https://www.lieder-archiv.de/mein_hut_der_hat_drei_ecken-notenblatt_100046.html
Mondnacht	Joseph von Eichendorff	71	www.aphorismen.de
Morgenstund hat Gold im Mund	Joachim Ringelnatz	61	www.aphorismen.de
Nah dem Hage Tannen schwanken	Julius Hey	28, 57	Hey, J. (1912) Der Kleine Hey – Die Kunst der Sprache – Verlag B. Schott's Söhne
Natur und Kunst	Johann Wolfgang von Goethe	72	www.aphorismen.de
Ob er aber über Oberammergau		44	https://www.volksliederarchiv.de/ob-er-aber-ueber-oberammergau/
O Sonne, thronst so wolkenlos	Julius Hey	35	Hey, J. (1912) Der Kleine Hey – Die Kunst der Sprache – Verlag B. Schott's Söhne
Osterspaziergang	Johann Wolfgang von Goethe	68	www.gedichte-zitate.com
Positive Ausrufe		15, 61	
Spitzfindig ist die Liebe!	Julius Hey	57	Hey, J. (1912) Der Kleine Hey – Die Kunst der Sprache – Verlag B. Schott's Söhne
Sprichwörter		36	https://de.wikiquote.org/wiki/Deutsche_Sprichw%C3%B6rter
Wenn Männer den Mädchen ...	Julius Hey	40	Hey, J. (1912) Der Kleine Hey – Die Kunst der Sprache – Verlag B. Schott's Söhne

Literaturempfehlungen

Sprech- und Stimmtraining:
„Gut klingen – gut ankommen“ Eva Loschky; Goldmann Verlag
„Stimme: Instrument des Erfolgs“ Katja Dyckhoff, Thomas Westerhausen; Metropolitan Verlag

Sprechetüden und Übungstexte:
„Der kleine Hey: Die Kunst des Sprechens“ Julius Hey; Schott Verlag
„Peter punktet bei Pauline“ Antje Platt; Schulz-Kirchner Verlag

Bücher zur Funktionalen Stimmbildung:
„Praxis der Funktionalen Stimmtherapie“ Wiltrud Föcking, Marco Parrino; Springer Verlag
„Die eigenen Stimme finden; Stimmbildung durch organisches Lernen“ Peter Jacoby; Verlag DIE BLAUE EULE
„Dimensionen der Stimme“ Michael Heptner; Dimensionenverlag Michael Heptner

Wissenswertes über Stimme und Stimmbildung:
„Die Stimme“ Bernhard Richter; Henschel Verlag

Online Stimmberatung und Unterricht

Sie können bei Mathias Knuth oder den Mitarbeitern der Stimmschmiede Bonn eine Online-Stimmberatung oder -Stimmbildung buchen. Bitte nehmen Sie über die Internetseite www.stimmbildung-online.de Kontakt mit uns auf.

Hinweise für Stimmtrainerinnen / Stimmtrainer und Logopädinnen / Logopäden

Diese Zusammenstellung ist als Übungsheft für Klientinnen und Klienten gedacht. Das Übungsheft kann sowohl im Einzelunterricht bzw. in Einzelbehandlung als auch bei der Schulung in Gruppen angewendet werden. Die zahlreichen Übungen zu unterschiedlichen Themen der Stimmbildung ermöglichen eine flexible Auswahl der Schulungsinhalte. Da die Klientinnen und Klienten ein eigenes Heft mit nach Hause nehmen können, sind sie motivierter, dort regelmäßig und systematisch zu üben.

Ebenfalls erschienen ist der Trainerband: „Zirkeltraining für die Stimme. Lehrer- und Trainerband“.

Im Übungsheft wurde bewusst auf theoretische Ausführungen verzichtet, um die Übungen und ihre Wirkung ganz ins Zentrum der Aufmerksamkeit zu stellen. Zu allen Aspekten der Übungen finden Sie jedoch Erklärungen im Trainerband.

Wenn Sie das Zirkeltraining-für-die-Stimme-Programm bei Ihrer stimmbildnerischen oder stimmtherapeutischen Arbeit verwenden möchten und Unterstützung suchen, finden Sie hier entsprechende deutschlandweit stattfindende Fortbildungen:

www.zirkeltraining-fuer-die-stimme.de

Sie können Mathias Knuth oder seine MitarbeiterInnen aber auch für Veranstaltungen in Ihrem Hause einladen oder online Unterricht bzw. Supervision erhalten:

www.stimmbildung-online.de